临床技术操作规范

小儿外科学分册

（2021修订版）

中华医学会小儿外科学分会　编著

人民卫生出版社
·北京·

图书在版编目（CIP）数据

临床技术操作规范．小儿外科学分册：2021 修订版／中华医学会小儿外科学分会编著.—北京：人民卫生出版社，2021. 10

ISBN 978-7-117-32144-0

Ⅰ．①临…　Ⅱ．①中…　Ⅲ．①临床医学–技术操作规程②儿科学–外科学–技术操作规程　Ⅳ．①R4-65②R726-65

中国版本图书馆 CIP 数据核字（2021）第 197414 号

人卫智网	www.ipmph.com	医学教育、学术、考试、健康，购书智慧智能综合服务平台
人卫官网	www.pmph.com	人卫官方资讯发布平台

临床技术操作规范

小儿外科学分册（2021 修订版）

Linchuang Jishu Caozuoguifan

Xiaoerwaikexue Fence（2021 Xiudingban）

编　　著：中华医学会小儿外科学分会
出版发行：人民卫生出版社　（中继线 010-59780011）
地　　址：北京市朝阳区潘家园南里 19 号
邮　　编：100021
E - mail：pmph @ pmph.com
购书热线：010-59787592　010-59787584　010-65264830
印　　刷：三河市潮河印业有限公司
经　　销：新华书店
开　　本：787×1092　1/16　　印张：9
字　　数：197 千字
版　　次：2021 年 10 月第 1 版
印　　次：2021 年 11 月第 1 次印刷
标准书号：ISBN 978-7-117-32144-0
定　　价：69.00 元

打击盗版举报电话：010-59787491　E-mail：WQ @ pmph.com
质量问题联系电话：010-59787234　E-mail：zhiliang @ pmph.com

主 编 张潍平 倪 鑫

副主编 郑 珊 莫绪明

编 者（以姓氏笔画为序）

于 洁 首都医科大学附属北京儿童医院

王焕民 首都医科大学附属北京儿童医院

成海燕 首都医科大学附属北京儿童医院

孙保胜 首都医科大学附属北京儿童医院

杨 屹 中国医科大学附属盛京医院

何大维 重庆医科大学附属儿童医院

沈 淳 复旦大学附属儿科医院

宋宏程 首都医科大学附属北京儿童医院

张 娜 首都医科大学附属北京儿童医院

张学军 首都医科大学附属北京儿童医院

张潍平 首都医科大学附属北京儿童医院

陈亚军 首都医科大学附属北京儿童医院

陈诚豪 首都医科大学附属北京儿童医院

郑 珊 复旦大学附属儿科医院

莫绪明 南京医科大学附属儿童医院

倪 鑫 首都医科大学附属北京儿童医院

徐卯升 上海交通大学医学院附属新华医院

殷晓鸣 中国医科大学附属盛京医院

黄轶晨 上海市儿童医院

曹 隽 首都医科大学附属北京儿童医院

曾 骐 首都医科大学附属北京儿童医院

前　言

2005 年 1 月由中华医学会小儿外科学分会组织国内各专业的专家,编写了《临床技术操作规范小儿外科学分册》,对全国的小儿外科工作者起到了很好的临床指导作用。随着近年医学的飞速发展、科学技术与医学良好结合,各种新的治疗方法出现,治疗手段与观念都有了变化,治疗指征也更加严格。国家重视儿科的发展,各地小儿外科的从业人员增加。所以,需要更新临床技术操作规范,更好地指导小儿外科临床工作。

小儿外科学分会组织了国内各领域从事临床一线工作的专家,在上一版的基础上,做了相关章节的更新与补充。尤其是因近些年微创手术的广泛应用,增加了腹腔镜手术操作部分。各位专家在百忙中,以极其认真负责的态度、高度的工作热情撰写本书,付出了大量心血,在短时间内使本书与读者见面,在此表示感谢。现在广泛的国内外交流阅读文献来源便捷,各种疾病的治疗方法、操作理念也随之丰富,甚至带来了争议。国内小儿外科的发展、应用技术水平因地区差异也极不平衡。临床技术操作规范既要和国际先进水平接轨,又要照顾到基层医院的现实条件,给不同级别医院的医生留有操作空间,所以本书的编写过程非常困难。各位编者也都有自己的局限性,本书一定会有错误、疏漏、不同的学术观点探讨,欢迎广大小儿外科工作者及同行提出宝贵意见,欢迎发送邮件至邮箱 *renweifuer@ pmph. com*,或扫描封底二维码,关注"人卫儿科学",对我们的工作予以批评指正,以期再版修订时进一步完善,更好地为大家服务。

中华医学会小儿外科学分会第九届委员会主任委员　张潍平
中华医学会小儿外科学分会第十届委员会主任委员　倪　鑫
2021 年 7 月

目　录

第一章 新生儿外科疾病

第一节 先天性食管闭锁和气管食管瘘

【适应证】

1. 原则上食管闭锁诊断明确需手术治疗,一期食管吻合是理想手术方式。

2. 根据食管闭锁的分型,结合出生体重、有无伴发畸形、伴发畸形种类和程度、有无并发症、合并肺炎程度等,综合考虑选择合适手术治疗方案。

【禁忌证】

1. 合并严重先天性心脏病、严重肺动脉高压或严重肺炎。

2. 生命体征不平稳。

【术前准备】

产前诊断或拟诊、出生后诊断或疑诊食管闭锁的患儿,在转运或等待检查、等待手术前,应注意保暖,上身抬高半卧位,口咽部及近端食管盲端持续低负压吸引或间断频繁抽吸分泌物,必要时可鼻导管小流量吸氧和监测血气,出现发绀或呼吸困难时进行呼吸管理。本病并非严格急症手术,可属限期手术,应做好术前充分准备。

1. 呼吸管理 围手术期良好的呼吸管理(翻身、拍背和吸痰等)对提高存活率有重要意义。术前慎用呼吸道持续正压、人工呼吸或面罩加压给氧,因气体可经气管食管瘘进入胃内,引起腹胀、横膈上升,影响呼吸,甚至造成胃穿孔。应严格掌握气管插管机械通气指征,防止气管插管过深、过浅或滑动。

2. 营养支持 围手术期应酌情营养支持。本症常合并肺炎和先天性心脏病,应注意输液量和输液速度。

3. 预防感染 术前静脉应用广谱抗生素。

【操作方法及程序】

Ⅲ型,经胸膜外或经胸腔入路、开放性或胸腔镜下,行食管气管瘘结扎和一期食管端端或端侧吻合术。部分Ⅲa型一期食管吻合存在高张力,必要时可行食管肌层环形切开或食管盲端舌状瓣成形延伸术后再做一期食管吻合术。

Ⅰ型,手术方法尚不统一,有争议。多数认同延期食管自身吻合。诊断明确后先做胃造口术,近端食管盲端持续负压吸引并结合各种应力延长技术,8~12周延期食管端端吻合。另有胸腔镜下先行食管两断端内牵引,1~2周后再延期食管吻合。其他手术方法还有一期胃移位行食管吻合和食管替代手术,后者包括结肠、胃或回肠代食管手术。

Ⅴ型,多数可经右颈部切口,行气管食管瘘分离修补缝合术。部分瘘管位置低,需经右胸入路手术。

1. 麻醉 全身麻醉,气管内插管,可选择单肺通气。

2. 食管端端吻合术(以Ⅲ型开放手术为例)

(1)左侧卧位,经典采用右侧第4肋间后外侧切口,也有采用Bianchi描述的腋窝较高位置皮纹切口。合并右位主动脉弓时可右侧卧位经左胸部切口。

(2)分离背阔肌前缘的肌纤维及前锯肌,暴露胸廓。沿第5肋骨上缘,切开肋间肌和胸膜进入右侧胸腔(经胸腔入路)。经胸膜外入路时先小心横向切开外层肋间肌,保留薄层肋间内肌纤维,用小蚊式弯钳缓慢轻柔地撑开第4、第5肋骨,并逐一撕断保留的薄层肋间内肌。再用右手示指裹生理盐水纱布小心地沿切口胸壁内面剥离胸膜直至暴露奇静脉。不须切断或切除肋骨。

(3)置肋骨牵开器,分离并结扎奇静脉后剪断。

(4)小心分离并暴露远端食管。多在气管分支水平处连接于气管,此即气管食管瘘。

(5)瘘管的处理:瘘管两端各缝扎和结扎一道(或双重结扎)后切断瘘管。注意:不切断瘘管可能是术后瘘管复发的高危因素;结扎应切实有效和松紧适度,尽量靠近气管侧,以免形成憩室。瘘管结扎后、切断前由麻醉师进行肺复张,明显受阻或右肺不张时应警惕远端食管与右侧支气管相交通的罕见畸形。

(6)食管远端:用线悬吊牵引备用,不宜钳夹,不宜过多游离远端食管。

(7)近端食管:壁厚、增粗,充分游离近端食管盲端。

(8)食管端端吻合:近远端食管丝线牵引,先5-0无损伤针线间断全层纵向置线,食管后壁4~5针,在助手牵引丝线靠近两断端减少张力下,分别将置线打结。由麻醉师经口向食管内插入8F硅胶胃管,术者将胃管诱导入胃,保护已吻合的食管后壁。继续同法吻合前壁3~4针,壁外打结。

(9)仔细检查吻合口两侧有无溢漏,适当补针。可固定已留置的胃管。

(10)检查吻合口、创面无出血,确认麻醉师肺复张无异常,间断缝合第4、第5肋3~4针,结扎最后1根肋间缝线时由麻醉师再次加压肺复张,尽量减小胸腔内无效腔。根据手术情况可放置胸腔引流管。

(11)逐层严密缝合胸壁各层。

3. 胸腔镜下食管端端吻合术 目前多采用三孔法。左侧前倾俯卧位,目镜Trocar置于腋后线第5肋间,2个操作孔分别位于腋中线第4、6(或7)肋间,与目镜形成近似等腰三角形。瘘管处理可用hemlock夹闭后切断或缝扎切断;食管吻合可采用连续缝合或后壁连续前壁间断,其余操作基本同开放手术。

4. 近端食管肌层环切延长术(Livaditis术) 适用于Ⅲa型、Ⅰ型及各种食管长度不足时。可环状、半环状或螺旋形切开食管肌层以减少吻合口张力。可于食管内置气囊导管作为支架,防止损伤食管黏膜。

5. 近端食管造口术 损失一定食管长度,且多数可通过持续低负压吸引达到引流目的,目前已较少采用。适用于:①合并严重畸形、肺炎、先天性心脏病或其他原因短期内不宜或不能食管吻合者;②食管吻合术后合并严重吻合口瘘或吻合口断裂、保守治疗无效,常同期实施胃造口术。

(1)右侧锁骨上、颈部皮肤横纹、皮纹切口,长约3~4cm。

(2)向内侧牵引胸锁乳突肌胸骨头,沿甲状腺外侧达颈动脉鞘,钝性分离后在气管后方找到近端食管。应严防损伤迷走神经。

（3）提出近端食管，先固定肌层和皮下组织，再切开盲端顶部约1cm，间断缝合食管全层和皮肤。

6. 胃造口术　适用于：①局部或全身原因（如超低/极低出生体重、Ⅰ型、重症肺炎、呼吸窘迫综合征、严重先天性心脏病等）短期内不能行一期食管吻合术者；②食管吻合术后严重吻合口瘘或吻合口断裂，保守治疗无效，常与食管造口同期进行。条件允许胃造口术可在腹腔镜下完成。

开放性胃造口术操作如下：

（1）脐左上方腹部横切口，长约4cm。

（2）用可吸收缝线或丝线在近胃底部胃前壁做相距约0.4cm的荷包缝合2个。于其中央切开胃壁，置10号硅胶管或菌状管，结扎内荷包缝线。

（3）外荷包缝线结扎后与预先选好的胃管出口处的壁腹膜及肌层缝合固定。自此将胃造口管由皮肤切口引出并固定。

（4）逐层缝合腹壁切口。

（5）也可选用各种新型专用胃造口导管。

7. 胃移位食管吻合术　完全松解胃小弯及胃大弯，并保留胃网膜血管，胃通过横膈裂孔走行于纵隔，在颈部完成食管吻合。胃移位同时行幽门成形术。

8. 远端食管延长术　常采用Schärli贲门胃底成形术。经胸腹腔联合完成，左上腹肋缘下弧形切口，结扎胃左动脉，横向或斜向切开胃小弯，使胃上部形成管状，达到延长目的，上拖远端食管经胸腔完成食管吻合，最后经腹腔辅以部分胃底折叠术（Nissen术），减少反流。

9. 代食管术　适用于食管长度不足须用其他器官代替者。代食管术有多种，如结肠代食管术、胃管代食管术和回盲肠、空肠代食管术等。各有优缺点，结肠代食管术最常用。

（1）术前抗生素准备肠道2~3天。

（2）全身麻醉加气管插管。仰卧，头右偏，颈过伸。

（3）上腹横切口。选用横结肠者钳夹、游离、结扎结肠中动脉，检查血液循环良好后切断备用。选用左侧或右侧结肠时应处理相关动脉。

（4）左颈部斜切口，于颈总动脉鞘内侧、气管后方游离食管。

（5）切除剑突后用长卵圆钳在胸骨后分离隧道达颈部切口。

（6）将备用横结肠近端经胃后、食管裂孔、胸骨后隧道上抵颈部，与食管行端端吻合，置引流。

（7）根据实际长度需要裁剪横结肠远端后行结肠胃端端吻合术。

（8）修补网膜和肠系膜，置引流后逐层关腹。

【注意事项】

正确和良好的术后管理至关重要，是食管闭锁手术成败的关键之一，可以减轻和预防术后并发症。

1. 严密观察生命体征，继续术前各项管理。

2. 密切注意肺部并发症。雾化、吸痰，并警惕气管插管过深、过浅或滑动，防止造成一侧肺不张。

3. 注意保护吻合口愈合，尤其要防止吸痰导管过深，避免损伤吻合口。

4. 观察吻合口愈合情况及除外吻合口瘘,术后 5~7 天病情稳定情况下水溶性造影剂行食管造影,呼吸机未撤离或病情不稳定可适当延期造影。造影提示吻合口瘘,以保证引流充分为前提,酌情另加局部引流,忌经口喂养,积极抗生素和营养治疗,待瘘口自然愈合。吻合口断裂或瘘保守治疗无效,需再手术。

5. 吻合口狭窄较常见,发生率为 25%~49.1%。必要时术后 3~4 周再次食管造影评估。发生吻合口狭窄可行扩张食管,严重狭窄需要定期、多次扩张。

6. 术后确诊气管食管瘘复发需择期再手术。合并的气管软化和胃食管反流根据疾病程度及随访临床症状,部分需要再手术干预。

第二节 先天性胸腹裂孔疝和膈膨升

一、先天性胸腹裂孔疝修补术

【适应证】

1. 先天性胸腹裂孔疝必须进行膈肌修补。根据临床症状选择亚急诊手术、限期手术或择期手术。

2. 无严重低氧血症、酸中毒、休克和硬肿症等。

【禁忌证】

有严重低氧血症、酸中毒、休克和硬肿症等。

【术前准备】

患侧卧位,禁食,胃肠减压,适量补液。正确供氧,避免面罩加压吸氧,强调机械通气(低压高频呼吸相对更安全有效)或体外膜氧合。解除肺动脉高压,纠正酸中毒,监测血气,静脉应用抗生素。

【操作方法及程序】

开放性手术通常选择经腹入路,少数经胸入路。腔镜手术以经胸入路为主。经腹入路可同时探查有无合并消化道畸形;经胸入路可充分观察到肺发育情况。

1. 全身麻醉,气管内插管,可选择单肺通气。

2. 开放手术体位与切口 平卧位,季肋区垫高。①左侧上腹横切口或左肋弓下斜切口,适用于新生儿和婴幼儿,操作方便,又可检查和纠正可能存在的消化道畸形;②患侧第 7 或第 8 肋间腋后线斜切口,适用于 3 岁以上较大儿童,有利于分离粘连于胸腔的腹腔脏器或右侧胸腹裂孔疝。

3. 胸腔镜手术体位与切口 右侧卧位。3mm 或 5mm 器械,目镜置于左侧腋中线肩胛下角下方,2 个操作孔分别置于上一肋间或同肋间隙的腋前线和腋后线。

4. 进腹手术可经疝孔置导管入胸腔,导入空气以降低胸腔内负压;手法逐渐还纳腹腔脏器;同时检查可能存在的消化道畸形,如有梗阻症状一并处理。

5. 胸腔镜操作时胸腔压力维持 3~5mmHg,操作钳轻柔回纳腹腔脏器;并观察同侧肺发育情况,必要时麻醉医师进行肺复张。

6. 修补膈肌用丝线全层间断或"U"形缝合。如缺损过大,可用人工补片修补。有疝囊者可切除疝囊缝合或将疝囊瓦片状折叠后缝合。

7. 膈肌修补后逐层关腹或关胸。不常规放置引流管。

【术后处理】

1. 术后重视和注意呼吸管理，根据术前、术中评估情况，继续机械通气辅助呼吸，至病情稳定后拔管、撤机；并监测血气，定期复查胸片，少量气胸或胸腔积液可观察，必要时放置引流管。

2. 术后持续存在的肺动脉高压，使用相应药物。

3. 控制酸中毒，使用多巴胺，增加外周及肾血流量。必要时通过体外膜肺氧合使发育不良之肺"静息"，逐步恢复气体交换功能。

4. 术后继续胃肠减压、补液及静脉使用抗生素。术后早期适当控制补液量。肠功能恢复后逐渐开始胃肠喂养。

【注意事项】

1. 注意控制机械通气压力以免发生气胸。张力性气胸或大量气胸引起相关症状，单次抽气不能缓解症状时，应行胸腔闭式引流。

2. 乳糜胸　术后逐渐增多的胸腔积液在排除感染、渗出、低蛋白等情况下，需要考虑乳糜液。生化检查有助于诊断。以保守治疗为主，禁食、静脉营养，必要时引流，多可治愈。

3. 复发　膈肌缺损大、人工补片、合并畸形、胸腹腔压力增高等是复发的高危因素。诊断复发明确者，依症状程度行急诊或限期再手术。

4. 胃食管反流　较常见，通常首选体位及饮食治疗，多可缓解。严重情况需要抗反流手术治疗。

5. 肾上腺损伤　较少发生，但易出血损伤。

二、膈膨升折叠术

【适应证】

1. 严重呼吸窘迫者行急诊手术。

2. 合并胃扭转、肠旋转不良等畸形并有肠梗阻表现者。

3. 与伴发呼吸窘迫的先天性膈疝难以鉴别，非手术治疗无效者。

4. 反复慢性呼吸道感染症状或膈肌平面抬高 4 个肋间或以上，可择期手术。

【禁忌证】

严重的肺部感染及重症营养不良。

【操作方法及程序】

1. 术前纠正严重缺氧状况，并使用抗生素控制肺部感染。

2. 全身麻醉，气管插管，单侧膈膨升可选择健侧单肺通气。

3. 开放手术左侧膈膨升可采用左上腹季肋下缘弧形切口，右侧膈膨升因肝脏因素可采用右侧第 6 或第 7 肋间后外侧切口，双侧膈膨升可采用上腹部横切口兼顾两侧。

4. 胸腔镜手术常用三孔法，第 6 和 7 肋间，目镜和 2 个操作孔呈三角形放置，同时需要考虑到方便于膈肌前后方向的缝合。有时需要第 4 孔，以阻挡或回纳腹腔脏器，使缝合更安全。

5. 膈肌薄弱部分牵起，做前后向折叠，用不吸收缝线做间断褥式缝合。再将折叠之膈肌的游离缘，成"U"形覆盖缝合于膈上，使之加强成为 3 层。

6. 可切除多余松弛的膜状横膈,将两边横膈间断重叠缝合。

7. 不常规放置胸腔闭式引流。必要时可引流。

【注意事项】

1. 缝合时,防止误伤附近器官和血管,应保护膈神经。

2. 左侧经腹手术者可检查食管裂孔,减少术后发生反流。

3. 双侧膈膨升,或同期修补,或可间隔2~3周先后行膈膨升折叠。

4. 术后复发 轻度膈面抬高但没有临床症状者,密切随访。复发引起术前相同症状,排除神经肌肉性疾病或肺发育疾病,必要时需再手术。

5. 乳糜胸或乳糜腹 治疗原则同胸腹裂孔疝修补术。

第三节 新生儿胃穿孔

胃穿孔修补术

【适应证】

新生儿胃穿孔应积极术前准备,尽量纠正酸中毒和中毒性休克,尽早手术。

【禁忌证】

严重休克、严重凝血功能障碍、弥散性血管内凝血或多器官衰竭。

【术前准备】

禁食,胃肠减压,输液[按20ml/(kg·h),术前总液量可达75ml/kg],纠正脱水及酸中毒,应用抗生素,鼻导管吸氧(不面罩加压给氧),有明显发绀或呼吸困难者给予气管插管辅助呼吸,必要时应腹腔穿刺减轻腹胀,置暖箱保温。

【操作方法及程序】

1. 全身麻醉,气管内插管。

2. 上腹部正中或略偏右横切口。

3. 先清除腹腔内积液,探查并寻找穿孔。

4. 切除穿孔周围坏死组织。因胃壁肌层缺损引起的胃穿孔范围较广泛,应尽量切除坏死、薄弱和不正常组织,切除边缘可见新鲜血液流出。继发性胃穿孔时一般不需切除胃壁组织。

5. 4-0可吸收线间断全层缝合胃壁,同时可浆肌层间断缝合。必要时将大网膜覆盖于修补处,以利穿孔愈合。

6. 抗菌腹腔冲洗液冲洗腹腔,吸尽腹腔渗液,置腹腔引流。

7. 继发性胃穿孔同法间断缝合胃壁,注意止血。

【术后处理】

继续保温、胃肠减压、防治休克、输液、应用广谱静脉抗生素及静脉营养支持等。必要时吸氧。感染控制且胃肠功能恢复后逐渐恢复饮食。必要时术后行消化道造影检查。

【注意事项】

1. 新生儿胃穿孔病死率较高,特别是发病24小时以上、pH<7.25、尿量<1ml/(kg·h)者,预后不良。

2. 胃组织广泛切除者应注意防治远期并发症,如生长发育迟缓、缺铁性贫血、脂肪泻、维生素 D 缺乏病和病理性骨折等。

第四节　肥厚性幽门狭窄

幽门环肌切开术

【适应证】

本病确诊后即应积极准备,补液及纠正水电解质紊乱,注意营养支持,尽早或限期手术。

【禁忌证】

电解质紊乱、重度脱水或严重营养不良者。

【术前准备】

一般术前准备 24~48 小时。每日除静脉补充生理需要量外,纠正水电解质紊乱。根据脱水性质和程度计算补液量和成分。低渗性脱水可用等量 10% 葡萄糖液和生理盐水缓慢静脉滴注补充。注意补充钾盐。严重营养不良者术前 3~7 天静脉营养改善营养状态。术前禁食 4~6 小时,插胃管,排空胃内容物。

【操作方法及程序】

1. 腹腔镜下幽门环肌切开术　首选,应用越来越广泛。

(1)全麻,气管内插管。

(2)常用三孔法:目镜置于脐部竖切口或脐上部弧形切口,腹腔压力 10~12mmHg;左、右上腹各置一操作孔。

(3)置入 3mm 或 5mm 30° 角目镜,右上腹置抓钳,左上腹置幽门切开刀或幽门肌分离钳。

(4)助手持镜协助。术者左手持抓钳固定肥厚的幽门,右手持刀沿其纵轴无血管区自十二指肠侧向胃方向小心切开浆膜及大部分肌层,右手更换幽门肌分离钳缓缓分离肌肉全层,至黏膜层膨出。检查无明显出血。麻醉师自胃管注入空气后未见十二指肠侧黏膜损伤,排气拔出器械,缝合伤口。

2. 开放性幽门环肌切开术

(1)麻醉同腹腔镜手术,不能耐受全麻者可选择静脉麻醉。

(2)右上腹、腹直肌外缘横切口或脐部弧形切口。

(3)用卵圆钳轻轻将胃大弯和肥厚幽门提至腹腔外。术者左手示指和拇指 轻握并固定幽门。在幽门部无血管区沿幽门管方向切开浆膜及浅层肌肉,用幽门肌分离钳或蚊式钳缓慢、钝性分离深层肌肉直至黏膜层膨出,近浆膜水平。注意局部压迫止血。切忌损伤十二指肠黏膜。术毕轻轻挤压胃体,检查排除黏膜穿孔。

(4)回纳胃及幽门后逐层关腹。

【术后处理】

术后早期静脉补液。术后 6 小时可试喂糖水,由少到多,24 小时内进奶,2~5 天加至足量。Ⅰ类手术常规不使用静脉抗生素。出现临床症状且不能排除感染时,酌情应用静脉抗生素。

【注意事项】

1. 术前慢性、严重脱水不宜过快补液。

2. 术中应尽量避免损伤十二指肠黏膜。

3. 缝合腹膜时勿带入大网膜,以免影响切口愈合。

第五节 环状胰腺和肠旋转不良

一、环状胰腺十二指肠菱形吻合术

【适应证】

临床表现为十二指肠完全性或部分性梗阻,影像学检查证实高位梗阻。完善术前准备,尽早手术治疗。

【禁忌证】

严重心、肺功能障碍者;合并严重多发畸形不能耐受麻醉和手术者。

【术前准备】

禁食,胃肠减压,纠正水电解质失衡,预防性静脉应用抗生素,补液和营养支持。

【操作方法及程序】

1. 全身麻醉,气管内插管。

2. 开放手术取右上腹偏左横切口;腹腔镜手术目镜置于脐部或脐上环脐皮肤切口,于左、右侧腹各放置操作孔一个。

3. 充分游离十二指肠梗阻部的近、远端肠管。

4. 在环状胰腺梗阻近端的十二指肠前壁做横切口,在环状胰腺梗阻远端十二指肠前壁做纵切口,切口长约 1~1.5cm。

5. 上横下纵两个切口,用 5-0 可吸收线间断、全层、菱形吻合。

6. 术中可选择性放置经鼻空肠或经胃空肠营养管,术后早期肠内喂养。

7. 不常规放置腹腔引流管。逐层关闭切口。

【术后处理】

术后禁食、补液、适当静脉营养支持;一般静脉应用抗生素 48~72 小时,后根据临床症状或实验室检查结果停用、调整或酌情延长抗生素使用;经空肠营养管或肠功能恢复后经口逐渐开始肠内营养。

【注意事项】

1. 术中注意是否合并畸形,尤其要排除十二指肠闭锁、狭窄和肠旋转不良。

2. 尽量避免十二指肠-十二指肠侧侧吻合,因吻合口呈线状不利于食物通过;结肠后胃-空肠吻合术或十二指肠-空肠吻合术虽然手术较简便,但易产生盲袋综合征,均已很少应用。

二、肠旋转不良 Ladd 手术

【适应证】

临床表现为十二指肠完全性梗阻或部分梗阻,影像学检查确诊后宜尽早或限期手术治疗。出现呕血、便血及腹膜刺激征,考虑或不能排除肠扭转须急诊手术。临床梗阻症状明确但影像学检查未能明确,可手术探查。

【禁忌证】

严重心肺功能不全、不能耐受麻醉或手术。

【术前准备】

禁食,胃肠减压,纠正水电解质失衡,预防性静脉应用抗生素,补液和营养支持。

【操作方法及程序】

1. 全身麻醉,气管内插管。

2. 右上腹横切口;腹腔镜手术 Trocar 放置同环状胰腺。

3. 先观察肠管颜色;确认阑尾位置,可见阑尾、盲肠、升结肠位于右上腹或上腹部。

4. 探查肠系膜根部,见系膜根部扭转,多为顺时针扭转,应立即给予逆时针复位,复位后再次观察确认肠管颜色与血液循环。

5. 复位后肠管血供良好者,松解压迫在十二指肠及空肠起始段的腹膜索带即 Ladd 瓣膜;分离十二指肠与升结肠间粘连;分离肠系膜根部粘连,尽量使系膜根部展平变宽;将十二指肠和空肠起始部垂直走向位于脊柱右侧;切除阑尾(因位置发生变化);将盲肠、升结肠置于左侧腹腔。

6. 肠扭转复位后,肠管有明确血液循环障碍和坏死者,应做肠切除吻合术;可疑血液循环障碍且尚未明确坏死情况下,可行肠造瘘,或先复位回纳,必要时 24~48 小时后二次探查。

7. 肠坏死、腹膜炎或肠吻合术后,适当冲洗腹腔或必要时置腹腔引流管。

【术后处理】

术后继续禁食、胃肠减压和补液。静脉应用抗生素,营养支持,逐渐恢复饮食。术中是否切除阑尾需要告知家属,以免日后发生误诊或漏诊。

【注意事项】

术中注意有无其他伴发畸形,如十二指肠闭锁或狭窄、环状胰腺、肠重复畸形和梅克尔憩室等,并酌情处理。

第六节　十二指肠闭锁和狭窄

隔膜切除和肠切除肠吻合术

【适应证】

临床症状和影像学检查,诊断明确;完善术前准备,尽早手术。

【禁忌证】

严重心肺功能障碍、不能耐受麻醉或手术。

【术前准备】

禁食,胃肠减压,纠正水电解质紊乱,预防性静脉应用抗生素,补液及注意营养支持。

【操作方法及程序】

1. 全身麻醉,气管内插管。

2. 右上腹横切口;腹腔镜手术 Trocar 放置同环状胰腺。

3. 手术方式

（1）隔膜切除术

1）明确隔膜位置后，在十二指肠前壁隔膜附着点上下段做纵行切口，长约1.5~2cm。

2）小心挤压胆囊并仔细观察肝胰壶腹开口处有无胆汁流出。

3）避开胆总管开口，沿隔膜根部环行边剪边用可吸收缝线间断缝合黏膜。如连续缝合，需要注意避免狭窄。

4）肠壁纵切口用5-0可吸收线横行间断缝合。

（2）肠管纵切横缝术：适用于部分十二指肠狭窄者。于肠壁狭窄处做纵向全层切开，再横向全层间断缝合。

（3）十二指肠菱形吻合术

1）充分游离十二指肠梗阻远端肠管，必要时包括游离屈氏韧带，使吻合口无张力。

2）在十二指肠梗阻近端肠管前壁做横切口，梗阻远端肠管做纵切口。

3）同环状胰腺手术方法，5-0可吸收缝线行菱形、全层间断缝合。

4）逐层缝合腹壁或Trocar切口。

4. 可选择放置鼻空肠营养管或胃空肠营养管，以便术后早期喂养。

【术后处理】

术后继续禁食、胃肠减压、输液，应用抗生素及营养支持。

【注意事项】

1. 术中注意腹部其他伴发畸形，尤其要排除环状胰腺和肠旋转不良。

2. 术中应仔细辨认胆总管开口，它有时位于十二指肠隔膜根部、隔膜上或呈分支状畸形。手术切勿损伤。

第七节　先天性肠闭锁和肠狭窄

肠切除肠吻合术

【适应证】

1. 临床症状和影像学检查，诊断明确。完善术前准备，尽早手术治疗。

2. 生后有完全性或不完全性肠梗阻症状，禁食观察无效，影像学检查未能确诊，宜手术探查。

3. 有腹膜刺激征者，应急诊手术。

【禁忌证】

严重心、肺功能障碍，不能耐受麻醉或手术。

【操作方法及程序】

1. 全身麻醉，气管内插管。

2. 上腹部横切口；腹胀不严重情况下，可腹腔镜探查或手术，Trocar位置基本同环状胰腺，操作孔可适当根据梗阻部位分别在左右侧腹上下调整。空肠、回肠闭锁经腹腔镜探查明确疾病部位和类型后，也可将肠管经脐部切口拖出，完成直视下切除吻合后再回纳肠管。

3. 根据病变部位和类型选择术式。

(1)肠隔膜型(含风袋型)闭锁及狭窄:隔膜切除及肠管纵切横缝术。

(2)肠闭锁或狭窄:十二指肠闭锁或狭窄行十二指肠-十二指肠菱形侧侧吻合术。Ⅱ、Ⅲa 型空肠、回肠闭锁,则切除近端扩张的闭锁盲端肠管 10～15cm,或剪裁,与远端闭锁肠管行端端或端背吻合。若系距屈氏韧带 10cm 以内空肠闭锁,需剪裁后吻合或吻合后浆肌层内翻缝合近端扩张肠管,缩小扩张肠管直径。

(3)Ⅲb 型肠闭锁:将闭锁远端呈螺旋形改变的肠段全部切除或部分切除后行肠端端吻合术,切除螺旋形肠管时应尽量避免短肠综合征。

(4)Ⅳ型多发性肠闭锁:将肠管多发闭锁段全部切除,以免残留形成肠囊肿。如多发闭锁中有长段肠管发育正常,应争取保留较长的一段肠管,做 2 个肠吻合,以防止发生短肠综合征。

4. 逐层缝合腹壁或关闭 Trocar 切口。

【术后处理】

禁食、胃肠减压、补液、应用静脉抗生素及营养支持。术后肠道功能完全恢复后逐渐经口肠内营养。必要时术后 2～3 天开塞露通便,或温生理盐水 10～15ml 灌肠,以促进肠道功能恢复。

【注意事项】

1. 全面仔细探查腹腔,注意其他伴发畸形。

2. 在不发生短肠综合征情况下,近端扩张肠管应切除足够长度;尽量使近远端肠管直径对称或接近,以减少吻合口狭窄和吻合口瘘;尽量用可吸收缝线间断缝合,针距不应过密或过宽;肠切除吻合前必须除外多发闭锁,应常规用生理盐水注入远端小肠直至回盲瓣。

3. 警惕术后肠道感染合并坏死性小肠结肠炎。

第八节　胆道闭锁

肝门空肠吻合术(Kasai 手术)

【适应证】

1. 诊断胆道闭锁、无严重肝功能损害、原则上日龄≤90 天。

2. 术后曾有较好胆流,因并发胆管炎,非手术治疗无效少数考虑再次手术。

【禁忌证】

1. 肝硬化、肝酶分离、肝功能衰竭达到肝移植指征。

2. 日龄>120 天,严重肝功能损害、顽固低蛋白血症、凝血功能异常不能纠正,倾向以后肝移植,原则上不行 kasai 手术。

【术前准备】

术前准备时间不宜过长,一般 3～5 天。术前补充维生素 B、维生素 C、维生素 K 及护肝治疗,纠正贫血、凝血功能异常和低蛋白血症。

【操作方法及程序】

1. 全身麻醉,气管插管。

2. 右上腹横切口(术前未确诊者,可先用腹腔镜探查)。一般右侧达腋前线,左侧达锁骨中线的大切口。游离肝周诸韧带(如肝圆、镰状、左三角及左冠状韧带)后将大部肝脏拖出切口。也可不游离肝周韧带,腹腔内肝门部吻合。

3. 术式选择　Ⅱ型可行肝总管或肝管空肠吻合术。Ⅲ型则行肝门空肠吻合术(Kasai Ⅰ式)。若仅肝门部闭锁,胆囊、胆总管和十二指肠通畅,可行囊肿肝门吻合术(Kasai Ⅱ式)。若肝外胆管发育正常,胆囊内有胆汁,说明是由于胆汁黏稠所致的黄疸,可行胆道冲洗。

(1)游离肝外胆道:先游离胆囊达闭塞状或索状胆总管。切断远端,沿呈索状的肝总管向肝门方向分离,直达门静脉左右分支上方,该处多为一略呈三角形的纤维组织块。

(2)游离及切除肝门纤维块:沿门静脉左右分支向两侧小心分离,常有 2 或 3 对门静脉小分支进入纤维块,切断结扎。分离平面左右侧达门静脉第一个分支处,下达门静脉后方。提起纤维块小心剪除,勿太深,以免损伤肝实质。创面有时可见胆汁渗出,如有渗血,可用60℃温生理盐水冲洗和压迫,切勿电灼或缝扎。

(3)肝门空肠吻合:距屈氏韧带(Treitz 韧带)10～15cm 处切断空肠。缝闭胆支端,并经横结肠后提至肝门,对系膜缘开侧孔,与肝门部创缘用可吸收缝线单层吻合。

(4)距肝门吻合口 35～40cm 处与近端空肠完成 Y 形吻合。肝门部吻合口下方放置硅胶管引流,接负压引流。

【术后处理】

1. 禁食,补液,注意护肝治疗,注意低蛋白,适当补充。

2. 术后联合使用抗生素。早期静脉抗生素不少于 1 周,建议 2 周,也可根据临床症状、药敏试验等更换调整。长期使用抗生素须注意真菌感染,可在 2～3 周后预防性口服抗真菌药。

3. 利胆治疗。进食恢复后口服熊去氧胆酸(1～2 年)。

4. 根据术后胆汁引流情况,必要时激素治疗。先静脉后口服,先冲击治疗后维持剂量。

5. 尿少、腹水多时加用利尿药。

【并发症】

1. 肝功能衰竭(黄疸加深、腹水、消化道出血等)　多见于>3 月龄患儿,应严格掌握手术适应证。

2. 消化道出血　术后早期出血多来自肝门吻合口处渗血,多可自行停止。出血量多时,应及时输血。术后晚期出血,可能由门脉高压所致,须做食管镜检等相应处理。

3. 胆管炎　是最常见且危害性重的并发症,发生率高达 40%～60%。发生于术后 1 个月内的早期胆管炎危害最大,常导致肝门部开放的小胆管闭塞,影响疗效,应高度重视并积极处理。治疗方法是联合应用广谱抗生素、激素和利胆药。

4. 肝门部胆管梗阻　术后早期胆汁排出流畅,因胆管炎使胆流中断者,可考虑再次手术修剪局部瘢痕肉芽组织行肝门空肠吻合。

5. 晚期并发症　主要是肝硬化所致的门静脉高压症,以上消化道出血为主要表现,约70%在术后 5 年内发生。晚期胆管炎在长期存活者中也可见到。

【注意事项】

胆道闭锁治疗方式的选择,不能脱离当时当地的条件。日龄<90 天者应争取做 Kasai 手术。日龄>90 天、肝功能严重受损及出现晚期并发症且疗效不佳者,可考虑肝移植。

附：肝移植术

1980年后肝移植术的进展为胆道闭锁提供了新的治疗方法。有人建议用肝移植来取代肝门空肠吻合术。但反对者认为很多患儿通过肝门空肠吻合可以长期存活。有人提出Kasai术后的肝移植适应证：1岁以内患儿，体重不增加，提示早期肝功能不全；年长儿频发胆管炎、胆红素升高、门脉高压、晚期肝硬化致肺内分流的低氧血症等也均为手术适应证。

第九节　脐膨出和腹裂

一、脐膨出非手术治疗

【适应证】

囊膜未破的巨型脐膨出、心功能不全、循环系统不稳定、医疗单位不具备手术修补条件者。

【禁忌证】

囊膜破损者。

【操作方法及程序】

1. 使用具有杀菌、凝固蛋白及收敛作用的药液（如70%乙醇或0.5%硝酸银），每日涂抹覆盖囊膜1~2次。

2. 1周后，囊膜表层结干痂，痂下逐渐生长肉芽组织，周边皮肤上皮细胞缓慢地向中央生长。突出于体腔外的脏器也缓慢地进入腹腔。

3. 一般2~3个月时间表皮可覆盖整个囊膜。目前有用VSD负压吸引装置促进创面肉芽生长及皮肤愈合。

4. 根据患儿腹腔容量发育及膨出物大小，择期进行腹壁缝合手术。

二、脐膨出修补术

【适应证】

1. 诊断明确、非巨型脐膨出不能一期回纳者，应尽早手术治疗。

2. 囊膜破损者应行急诊手术。

【禁忌证】

生命体征不平稳者。

【术前准备】

生后立即用生理盐水纱布和凡士林纱布覆盖囊膜，如囊膜破裂，则保护外露脏器，注意无菌操作。应用广谱抗生素，禁食，胃肠减压，争取尽早手术治疗。

【操作方法及程序】

1. 麻醉　全身麻醉，气管内插管。

2. 一期修补术　适用于小型及部分巨型脐膨出。沿脐膨出周缘环形切开皮肤及腹壁各层。继用手法扩张腹腔，还纳脏器。腹壁逐层或全层缝合。

3. 分期修补术　适用于巨型脐膨出。

（1）二期修补术：尽量保留囊膜。一期手术是纵行切开脐膨出两侧的皮肤，并充分游离后向中线拉拢缝合,即形成人工腹壁疝。二期手术 1~2 年后进行。分离皮下组织和肠管间的粘连,回置肠管,再逐层缝合腹壁。

(2)延期修补术:Silo 袋或自制 Silo 袋包裹囊膜或膨出脏器,底边与腹壁缺损的皮肤及筋膜缝合,顶部结扎,垂直悬吊,外敷无菌纱布和干纱布。每日消毒 Silo 袋,更换纱布,并紧缩顶部空隙。一般 7~10 天后大部分脏器回纳腹腔,再延期缝合腹壁。

【注意事项】

巨型脐膨出术后应加强呼吸管理,必要时呼吸机辅助通气。应禁食、胃肠减压,应用广谱抗生素及营养支持。

三、腹裂修补术

【适应证】

诊断后无明显禁忌证者应尽早手术治疗。

【禁忌证】

生命体征不平稳者。

【术前准备】

生后立即用温热生理盐水纱布或 Silo 袋覆盖脱出肠管和脏器。注意无菌操作及保暖。应用广谱抗生素。禁食和胃肠减压,开塞露通便减少结肠内容物。争取尽早手术治疗。

【操作方法及程序】

1. 麻醉　全身麻醉,气管内插管。

2. 一期修补术　应尽力争取手法扩张腹腔后回置全部内脏,并缝合裂口。部分患儿腹裂的裂口小,术中也没有延长裂口,一期回纳后裂口可免缝合,由脐带根部覆盖裂口,蝶形胶布减张力固定,1~2 周后裂口自然愈合。

3. 分期整复修补术　参照本节中的"脐膨出修补术"。

【注意事项】

1. 参照本节中的"脐膨出修补术"。

2. 腹裂患儿回纳脏器过程中需要排除是否合并消化道畸形,如肠闭锁、肠穿孔等,酌情处理,必要时需肠造瘘术。

3. 腹裂患儿术后肠功能恢复一般慢于脐膨出,可能需要较长时间静脉营养支持。部分腹裂患儿存在短肠综合征,治疗时间更长。

第十节　肠重复畸形

重复囊肿切除术/肠管切除吻合术/重复肠管黏膜剥除术

【适应证】

1. 肠管内重复畸形诱发肠套叠,肠管外重复畸形引起肠扭转或压迫肠腔造成完全性肠梗阻者。

2. 重复畸形的肠黏膜内含有异位胃黏膜或胰腺组织,致溃疡形成引起出血者,应依据病情的缓急行限期或急诊手术。

3. 重复畸形溃疡穿孔或囊肿破裂致急性弥漫性腹膜炎者。

4. B超检查显示腹部与肠管关系密切的厚壁囊性肿物。

5. 其他疾病腹部手术时发现并存肠重复畸形者应酌情处理。

【禁忌证】

因严重并发症生命体征不平稳者。

【操作方法及程序】

1. 全身麻醉,气管插管,留置尿管。开放手术小婴儿上腹部横切口,年长儿腹直肌旁竖切口。目前腹腔镜手术应用越来越广泛,多采用3孔操作。腹腔镜探明囊肿部位及与周围组织、血供关系后,可在腔镜下完成所有操作,也可将囊肿及其相连肠管经放大的脐部切口拖出,直视下完成操作后再回纳。病变广泛的肠重复畸形建议开放手术。

2. 囊肿切除术　肠管外囊肿型的肠重复畸形与主肠管之间分界清楚,具有独立的系膜和血液供应者,只需单纯切除囊肿;肠管与囊肿共壁且不能分开者,不能行单纯囊肿切除术:

(1)检查,分清主肠管和囊肿的供应血管。

(2)钝性剥离并轻轻推开主肠管肠系膜血管,分离并结扎供应血管。

(3)切除囊肿,修补肠管。

3. 肠管切除吻合术

(1)管状重复畸形的一端与主肠管交通者,应完全游离重复肠管,直至与主肠管交通处,将该段主肠管连同重复肠管一并切除后行肠端端吻合术。

(2)当肠重复畸形并发肠扭转、肠坏死、感染或穿孔者,应将病变肠管连同主肠管一并切除后,争取行一期肠端端吻合术。

4. 重复肠管黏膜剥离术　病变广泛又不宜单纯切除的重复畸形(如十二指肠重复畸形、整个结肠或长段结肠重复畸形等),须考虑剥离重复肠管黏膜及肠壁剪裁成形术。

5. 重复肠管切除术　适用于重复肠管囊肿局限于主肠管浆肌层内,黏膜层不共壁,可以切开主肠管浆肌层完整剥离重复囊肿黏膜层,再缝合主肠管浆肌层。操作有难度但具有保留主肠管完整的优点。应用相对较少。

【注意事项】

1. 单纯切除囊肿或管状重复畸形时,应仔细辨认主肠管与重复畸形的供应血管,避免损伤。

2. 剥离重复畸形肠黏膜前在黏膜下层注入适量生理盐水,易于剥离且可减少损伤。

3. 回肠末端回盲瓣附近的肠重复畸形手术时应慎重处理。因回盲瓣有重要的生理功能,术中应尽量保留。

第十一节　先天性巨结肠

一、非手术治疗

【适应证】

拟诊巨结肠检查期间或诊断巨结肠尚未根治手术前,为达到每日或隔日排便、解除低位肠梗阻,可采取扩肛、开塞露通便、灌肠、缓泻药(年长儿)等非手术治疗方法。少数短段型、超短段型巨结肠病例需要接受较长时间非手术治疗。

【禁忌证】

肠梗阻不能缓解或加重、非手术治疗无效、并发严重结肠炎。

【操作方法及程序】

1. 塞肛 用开塞露或甘油栓,每日或隔日 1 次。

2. 灌肠 生理盐水灌肠,1~2 天 1 次。

3. 缓泻药或润滑剂药量可根据粪便性状及次数酌情加减。保持每日或隔日排便。此法不常用。

二、手术治疗

(一)肠造口术

【适应证】

1. 全结肠型及其他型并发严重肠炎或其他严重先天畸形(如先天性心脏病)。

2. 非手术治疗无效又不能耐受根治术者。

【禁忌证】

生命体征不平稳者。

【操作方法及程序】

1. 结肠造口 术中探查或快速病理明确病变段、移行段和扩张段,将扩张段健康结肠拖出,双腔祥式造口。

2. 回肠造口 全结肠型、并发严重结肠炎、回盲部穿孔,行末端回肠双腔祥式造口。全结肠累及小肠病变,根据小肠累及情况,在病变近端健康肠管处造口。

【注意事项】

无论在何处造口,造口近端肠管必须有正常的神经节细胞。

(二)经肛门一期拖出根治术

【适应证】

诊断明确的巨结肠,除外全结肠型、部分长段型。

【禁忌证】

1. 生命体征不平稳者。

2. 严重结肠炎及营养不良者。

【操作方法及程序】

1. 截石位,齿状线上黏膜下环状注射肾上腺生理盐水(每100ml 生理盐水内加 8 滴肾上腺素),牵引并环形(或呈前高后低椭圆形)切开齿状线上 1cm 处直肠黏膜。

2. 继续向近端分离黏膜管至 5~6cm 时,可见直肠肌鞘呈折叠袖套状环形脱出于黏膜管周围,此时表示已进入腹膜反折处。

3. 切开前壁肌鞘及腹膜,证明已进入腹腔后,紧贴肠管将肌鞘环形切开。

4. 牵拉直肠,分离结扎右后侧的直肠上动静脉及肠系膜血管,直至拟保留肠段可以无张力地拖出肛门。

5. 肠壁冰冻病理切片,证实为正常肠段,确定为吻合部位。自齿线上 1cm 处向上纵行劈开直肠肌鞘后壁,以解除痉挛。切除病变肠管,将拖出的正常结肠与直肠肌鞘缝合固定数针,再将切除的近端肠管与齿状线上1cm处直肠黏膜、肌层可吸收线间断缝合1周。

【注意事项】

1. 术中注意完全切除病变肠段。慎勿损伤输尿管、精囊和膀胱。保证肠管血液循环良好及吻合口无张力。

2. 术后根据肠功能恢复情况尽早进食。静脉应用抗生素。

3. 注意保持肛门清洁。

4. 术后2周开始扩肛,持续3~6个月。

(三)腹腔镜辅助下经肛门一期拖出根治术

【适应证】

明确诊断的巨结肠,尤其长段型、全结肠型。目前采用最多的手术方式。

【禁忌证】

1. 生命体征不平稳者。

2. 严重结肠炎及营养不良者。

【操作方法及程序】

1. 截石位,多采用3孔操作。目镜置于脐部,左上腹及右下腹各置5mm套管,CO_2建立气腹。

2. 腹腔镜检查病变段、移行段及扩张段,活检明确病理,标记需切除结肠部位。超声刀游离结肠系膜,必要时用钛夹或hemlock钳闭乙状结肠动静脉。紧靠直肠壁向盆腔游离,至腹膜反折下2~3cm。

3. 至肛门处操作,同经肛门一期拖出根治术。

4. 腹腔镜视野下将游离结肠经直肠肛管拖出,直至正常肠管标记处,确保下拖肠管肠系膜无扭转,切除病变结肠。近端肠管可吸收线全层间断吻合于齿状线上1cm处。

【注意事项】

同经肛门一期拖出根治术手术注意事项。

第十二节　先天性直肠肛门畸形

会阴/后矢状入路/腹腔镜肛门成形术

【适应证】

1. 女婴,低位型合并直肠舟状窝瘘、直肠皮肤瘘、瘘管较粗者及肛门前移、肛门狭窄可先行扩张,后根据情况决定手术时间和式式。

2. 男婴,低位型合并直肠会阴皮肤瘘,通常瘘管开口细小,应尽早行会阴肛门成形术。

3. 中位型先行结肠双腔造口术,3~6个月后经骶行后矢状入路肛门成形术。新生儿一期后矢状入路肛门成形术尚有争议。

4. 高位型先行结肠双腔造口术,3~6个月后行腹腔镜辅助下肛门成形术,或经腹经骶后矢状入路肛门成形术。高位型新生儿一期腹腔镜辅助下肛门成形术,亦有争议。

【禁忌证】

生命体征不平稳者。

【术前准备】

1. 测定与评估直肠盲端位置

（1）新生儿出生后 12~24 小时，倒立侧位片，了解直肠盲端与会阴皮肤间距离及除外椎体畸形。

（2）中高位型行结肠造瘘术后，肛门成形术前，经造瘘远端肠管加压造影，显示直肠盲端位置、有无瘘管及评估瘘管位置。

（3）需要 B 超、CT 或 MRI 检查协诊及除外其他伴发畸形。

2. 禁食，胃肠减压，静脉输液，维持水电解质平衡。必要时营养支持。静脉应用抗生素。

3. 术前评估是否合并其他结构畸形或染色体异常。

4. 已做肠造口者术前清洁肠道。

【操作方法及程序】

1. 经会阴瘘管后切开肛门成形术　适用于低位型肛门闭锁合并直肠会阴皮肤瘘、部分直肠前移伴肛门狭窄。

（1）全身麻醉，截石位进行。

（2）留置尿管。电刺激确认肛穴收缩中心点，做标记。

（3）经瘘管或前移肛门后缘纵向切开至肛穴收缩中心后缘，去除盲袋，牵引瘘管或直肠后壁组织，并适当游离至足够长度。

（4）将瘘管或直肠后壁无张力与切开的肛周皮肤全层间断缝合。

（5）原瘘管开口距离成形肛门距离远、有黏膜残留者，剥除瘘管黏膜，间断缝合瘘管皮肤。

2. 经骶后矢状入路肛门成形术（PSARP，Pena 手术）　适用于中位型肛门闭锁伴直肠尿道瘘、尿道球部瘘和直肠舟状窝瘘，直肠会阴瘘酌情选用。

（1）全身麻醉，气管插管。留置尿管。取俯卧位，臀部垫高。

（2）后正中矢状切口，上自尾骨尖上方 1.5~2cm，下达肛穴收缩中心前缘 1~1.2cm。在肌肉电刺激监测下向深部切开，各肌群于相对位置均分向两侧。常须切开尾骨尖，以得到良好暴露。

（3）在尾骨下方可见隆起的直肠。牵引线协助下先适当游离直肠后壁及左、右侧壁，以便暴露。

（4）切开直肠后壁近盲端处，探查及暴露瘘口。沿瘘口近端横断直肠，分离直肠尿道间隙，应尽力避免损伤尿道。

（5）用 5-0 可吸收缝线结扎或缝合瘘口。注意残留瘘管长度，防止发生尿道狭窄（瘘管过短）或憩室（瘘管过长）。

（6）充分游离骶前张氏膜，游离直肠两侧及前方，直至足够长度。如直肠扩张，可局部切除后近端吻合，或裁剪成形后吻合，后者发生瘘概率相对增加。

（7）用电刺激仪确定外括约肌、肛提肌的前方界限。

（8）将无张力下拖直肠或结肠置于对称切开的肌群之中，逐层间断、对称缝合直肠前及直肠后肌层，完整修复。缝线可穿过部分直肠壁，与周围组织固定。

（9）确定肛穴收缩中心后缘，将直肠或结肠开口置于收缩中心前后缘之间，固定肠壁肌层与皮下 2 针，肠壁全层与皮肤间断缝合。逐层缝合骶部后矢状切口。

3. 经腹经骶后矢状入路肛门成形术　适用于高位型肛门闭锁合并直肠膀胱瘘、直肠尿道前列腺部瘘,评估直肠盲端位于腹膜反折以上。

(1)操作同经骶后矢状入路肛门成形术(1)和(2)。预留直肠盲端下拖肛穴处的隧道。

(2)改平卧位。下腹部偏左弧形皮纹切口。游离直肠远端,注意保留血供,在尽量低的位置结扎、缝扎或切切边缝直肠瘘管,注意残留瘘管长度。暂时性封闭和牵引直肠近端,在骶前建立下拖隧道,与骶部切口贯通。逐层关闭腹部切口。

(3)再改俯卧位,臀部垫高。同经骶 PSARP(7)~(9)操作。

4. 腹腔镜辅助下肛门成形术　适用于高位型肛门闭锁合并直肠膀胱瘘、直肠尿道前列腺部瘘,女婴一穴肛畸形,评估直肠盲端位于腹膜反折以上。

(1)全麻,气管插管。仰卧位。多采用3孔操作。

(2)腹腔镜监视下,游离直肠,分离结扎、离断直肠膀胱或阴道瘘管。注意残留瘘管长度。中位型盆底暴露困难,易瘘管残留过长。

(3)会阴部电刺激仪刺激肛穴,确认收缩中心,皮肤竖行切开 1.5cm,分离皮瓣,以备吻合。

(4)从会阴肌肉收缩中心向盆底游离,在腹腔镜监视下从盆底肌中心进入,形成盆底隧道,扩张。

(5)经隧道导入抓钳,将离断瘘管后近端肠管拖出,与会阴皮肤吻合。

【术后处理】

禁食,补液,静脉应用抗生素。必要时营养支持。尿道瘘修补术后留置尿管 5~6 天。保持肛门及骶部伤口清洁。术后 2 周开始扩肛,每天 1~2 次,扩肛由小至大,一般由 6 号开始,每次 30 秒,每周增加 1 号,直至年龄的适应号码。一般 6 月龄内为 12~13 号,1 岁为 14号,2 岁为 15 号。每天扩肛,2~3 个月后逐渐减少扩肛频率。总扩肛时间持续 3~6 个月。扩肛至肛门无明显狭窄,经钡剂灌肠检查排除直肠尿道瘘,择期行造瘘关闭术。

【注意事项】

1. 根据畸形类型具体选择术式和手术时间。

2. 男婴中、高位型,女婴一穴肛新生儿时期行结肠双腔造瘘术。结肠造瘘常见部位为降乙结肠交界处/横结肠近脾曲。注意保留远端足够长度结肠,确保直肠盲端可无张力下拖至成形肛穴处,且不影响关造瘘。

3. 下拖直肠或结肠与肛门皮肤吻合时需无明显张力,以免肠管回缩。

4. 尽量避免损伤尿道和膀胱,避免瘘管残留过长形成尿道憩室。

5. 评估直肠盲端位于腹膜反折以上,应采取经腹经骶后矢状入路肛门成形术或腹腔镜辅助下肛门成形术。

第十三节　胎粪性腹膜炎

粘连松解肠切除肠吻合/肠造瘘/腹腔引流术

【适应证】

1. 肠梗阻型　完全性肠梗阻和部分性肠梗阻非手术治疗无效者。

2. 弥漫性腹膜炎游离气腹型。

【禁忌证】

感染性休克或生命体征不平稳者。

【术前准备】

禁食,胃肠减压,输液及静脉应用广谱抗生素等。

腹部高度膨隆影响呼吸,行腹腔穿刺,抽出大量气体或液体,以减轻腹胀,改善呼吸困难,必要时机械辅助通气。

【操作方法及程序】

1. 全身麻醉,气管内插管。

2. 粘连松解及肠切除吻合术

(1)肠梗阻型应尽早手术。手术以分离粘连、清除腹腔内感染物质和积液、切除坏死肠管、解决梗阻为原则。

(2)分离粘连后,病变肠管明确,腹腔污染不严重,检查梗阻近远端肠管均通畅情况下,可行坏死肠管切除及肠一期吻合。

(3)肠管粘连成团致梗阻,但粘连分离困难且成团肠管较局限者,在评估所剩肠管长度充分情况下,可一并切除粘连成团肠管行一期吻合。

(4)明确梗阻部位,但无法松解梗阻者,可行梗阻近远端侧侧吻合。相对较少采用。

3. 肠造瘘术 患儿整体情况危重、腹腔感染严重、分离困难无法解除梗阻部位、无法评估远端肠管是否通畅、肠壁增厚水肿、不宜一期肠吻合等情况下,可行梗阻近端肠管造瘘术。等待情况稳定且腹腔炎症吸收后行二期手术。

4. 腹腔引流术

(1)弥漫性腹膜炎肠穿孔病例,如能找到穿孔处,不宜直接缝合穿孔处,应行肠切除肠吻合。发现肠闭锁或肠狭窄致肠坏死时应切除坏死肠管,或吻合或造瘘等相应处理。如找不到穿孔部位,在解决肠梗阻后应行腹腔冲洗引流术。

(2)局限性包裹性腹膜炎、早产、极低体重儿术中血压、循环发生变化、生命体征不稳定等情况下,手术仅探查及腹腔引流。

【注意事项】

1. 术中肠管粘连严重不易分离时,不宜强行广泛剥离,以免损伤粘连的健康肠管,导致切除过多的肠管或加重术后肠粘连。

2. 术中与肠梗阻无关的钙化块可不予以切除。

【术后处理】

易并发肺炎、硬肿症、败血症和严重营养不良。加强监护,保暖,重视呼吸管理,肠外和肠内营养支持,以及积极静脉应用广谱抗生素等,是提高疗效的关键。

第二章　小儿普通外科疾病

第一节　甲状舌管囊肿与瘘

甲状舌管囊肿与瘘切除术

【适应证】

囊肿或瘘管一经确诊,应争取在感染发生前行手术治疗,无感染的宜在 2 岁左右进行手术。

【禁忌证】

囊肿继发感染时不宜行切除手术,预先切开引流及抗感染治疗,待感染控制 2~3 个月后再行手术切除。

【操作方法及程序】

全麻后取颈部横切口,有瘘口时取横行梭形切口,切除瘘口。完整剥除囊肿及瘘管,如瘘管延伸至舌骨后方,应切除 0.5~1cm 中央舌骨向上继续剥离瘘管,尽量靠近舌盲孔部位予以结扎切除。必要时助手将示指伸入舌根部向下推压,以利于高位结扎切除瘘管。切口常规不放置引流条,除非是既往感染而扩大切除的患儿,可切口内置引流条引流 24 小时。

【注意事项】

甲状舌管囊肿有时合并异位甲状腺,故术中检查囊肿若有实体组织应慎重对待,暂缓切除,必要时行术中冰冻病理检查。如证实合并异位甲状腺应予以保留,防止日后合并甲状腺功能减退。结扎瘘管应尽可能靠近舌盲孔部位,术中务求高位结扎,以减少复发的机会。尽管如此,术后仍有一定比例患儿复发,如瘘管复发,3~6 个月后可再次手术切除。

第二节　鳃裂囊肿与瘘

鳃裂囊肿与瘘切除术

【适应证】

鳃裂囊肿或瘘管,发现后应早期手术切除,建议 2 岁前行手术治疗。

【禁忌证】

囊肿或瘘管急性感染期间勿做根治性切除手术,待炎症消退 2~3 个月再行手术切除。

【操作方法及程序】

1. 一般选择全麻下进行。

2. 取颈部横切口,如为囊肿,全部剥离囊肿,注意囊肿上方的瘘管。如为瘘管,取颈部横行梭形切口(有学者采用沿瘘管的斜切口,此切口显露好,切除瘘管容易,但瘢痕较大,影响美观),切开瘘管口。

3. 牵引瘘管,沿瘘管向上分离,部分瘘管深入扁桃体窝,一个横切口不足以完全显露瘘管,可做两个或多个梯状横切口,直至彻底切除瘘管。

4. 全部切除瘘管后准确缝合颈阔肌及皮下脂肪,并置引流条引流 48 小时,以防积液。

【注意事项】

1. 第二鳃裂囊肿及瘘管向上在皮下穿过颈浅筋膜后,上行至舌骨大角外侧,然后在二腹肌后腹的下方转入深层,穿过颈内外动脉间深入达咽壁的扁桃体上部。整个解剖过程中应十分小心,防止在分离瘘管过程中损伤颈部大血管、舌下神经和迷走神经。

2. 切除瘘管一定要彻底,特别是切除鳃裂囊肿时,必须注意上端连接的瘘管,因无炎症,瘘管十分脆弱,故在分离时容易断裂(有学者提前向瘘管内注射亚甲蓝便于显示),如有瘘管组织残留则易于复发。

3. 如瘘管切除术后复发,3~6 个月后可再次手术切除。

第三节   脐   疝

脐疝修补术

【适应证】

2 岁以上患儿如未自愈可行手术修补。

【禁忌证】

1. 在正常情况下,脐环 2 岁前仍可以继续缩小至闭合,多数患儿可在 2 岁内自愈,不需特殊处理。

2. 若患儿有引起腹压持续增高的疾病,如先天性巨结肠、顽固便秘、腹腔内肿瘤、大量腹水等,在处理原发病前不应做脐疝修补术。

【操作方法及程序】

1. 麻醉可选择全身麻醉、基础麻醉加硬膜外麻醉或基础麻醉加局麻。脐部下方做弧形切口,逐层分离,显露并游离疝囊,小的疝囊可不必切除,待疝内容物还纳后将疝囊内翻,在基底部缝合数针,然后将疝环缝合修补。

2. 疝囊较大时,疝内容物还纳后将多余疝囊切除,然后缝合疝囊颈部腹膜,继之以丝线或可吸收线缝合修补疝环(缝线可全部预留后再一起打结),缺损过大时可采用腹直肌鞘、带蒂肌瓣或涤纶片修补腹壁缺损。

第四节   腹 股 沟 疝

小儿腹股沟疝为常见的先天性发育异常,一般在生后或数月后出现,分为腹股沟斜疝和直疝,前者更常见。

腹股沟斜疝

【适应证】

1. 手术治疗　是小儿腹股沟斜疝治疗的基本方法。小儿腹股沟斜疝为鞘状突闭合不全所致,在6个月内鞘状突仍有延迟闭合的机会,故腹股沟斜疝患儿一般宜于6个月后手术。反复嵌顿者,不受时间限制,应积极手术治疗。

2. 非手术治疗　患有严重疾病,不宜行手术治疗的患儿可试行疝带治疗。但在治疗过程中应随时调整疝带的位置,防止疝内容物在疝带下脱出而发生嵌顿。注射疗法因并发症多而严重,不宜采用。

【禁忌证】

1. 因慢性咳嗽、腹腔肿瘤、腹水及便秘等引起腹压增高的患儿,在外科治疗腹股沟疝之前建议先行治疗原发病。

2. 有严重先天性畸形而不能耐受手术的患儿可考虑疝带治疗。

【操作方法及程序】

1. 经腹股沟疝囊高位结扎术

(1)麻醉可采用全身麻醉、基础麻醉加硬膜外麻醉或基础麻醉加局麻。切口多采用平行于腹横纹的腹股沟横切口。

(2)切开腹外斜肌腱膜,分开提睾肌,在精索内上方分离疝囊,切开疝囊还纳内容物,将精索与疝囊分离至腹膜外脂肪部位。小疝囊可直接以丝线结扎后缝合;大疝囊横断并向内环口游离后以丝线做内荷包缝合。腹内环扩大时可用丝线缝补腹横筋膜裂孔2针或3针,以减少复发。

(3)注意滑动性疝时勿损伤构成疝囊的脏器。

(4)将远端疝囊断端充分止血,将睾丸向下牵拉复位,然后逐层缝合,不必做加强腹股沟管前后壁的修补术。

(5)婴幼儿腹股沟管较短,故可在外环处稍加牵拉,分离精索,找到疝囊向上剥离至颈部并行高位结扎而不切开外环,也同样可以达到高位结扎的目的。

2. 经腹疝囊高位结扎术

(1)麻醉同前,切口可采用下腹部腹横纹横切口,显露并切开腹外斜肌腱膜,分离腹内斜肌及腹横肌,横行切开腹膜,在切口下方找到呈漏斗形的疝囊内口。

(2)将内环口后壁腹膜与腹膜切口上缘间断缝合,关闭腹腔,遂将内环置于腹膜外,达到高位结扎的目的。

3. 腹腔镜疝囊高位结扎术　因创伤小、安全可靠、术后恢复快且可同时行双侧疝囊高位结扎或单侧疝囊高位结扎对侧探查术,已在国内小儿外科界广泛应用(尤其是对于女性患儿)。

(1)麻醉同前,首先在脐窝置入一个5mm Trocar,建立气腹后,探查腹腔。

(2)体表定位并置入疝针装置:在腹腔镜监视下体表定位未闭合鞘状突内口,穿刺置入带不可吸收线疝针装置。目前疝针装置国内已商品化生产,也可用硬膜外针等替代。置入点为未闭合鞘状突前壁12点位置,注意不要损伤腹壁下血管,不要突破腹膜,进针至腹膜外间隙。

（3）高位腹膜外结扎疝囊：在腹腔镜监视下，利用带不可吸收线疝针装置，在腹膜外环绕未闭合鞘状突开口半周至6点位置，突破腹膜并留置不可吸收线；将不带线疝针装置退回至12点原进针位置后环绕另外半周至6点位置，抓取之前留置的线，将线提出腹壁外，腹腔镜监视下收紧打结，闭合鞘状突。需注意，疝针走行过程中不要损伤腹壁下血管和髂血管，走行全程保持在腹膜外不要突破腹膜，需沿未闭合鞘状突开口完整走行一周不要有遗漏。如为男孩注意将疝针走行于腹膜和精索血管/输精管及输精管血管之间，不要将精索血管/输精管及输精管血管套入结扎线内结扎掉，也要避免疝针损伤精索血管/输精管及输精管血管。当分离腹膜与精索血管/输精管及输精管血管困难时，可采用两个手段辅助分离：经疝针注水分离和/或在脐窝增加一枚3~5mm的Trocar置入操作钳牵拉展平腹膜皱褶辅助。提拉/按压腹壁穿刺点将线结尽量推入腹壁深层，避免皮下线结反应。

【注意事项】

1. 小儿腹股沟斜疝不论采用哪种手术方法必须达到彻底高位结扎疝囊的目的，以减少复发的机会。

2. 疝囊高位结扎过程中应警惕较大疝囊有滑动疝的可能，分离时应防止损伤构成疝囊壁的脏器。

3. 经腹疝囊高位结扎手术缝合疝内环后壁时应注意勿损伤输精管。

嵌顿性腹股沟疝

【适应证】

1. 手法复位

（1）嵌顿疝不超过12小时。

（2）患儿一般情况良好，无便血及中毒症状，嵌顿疝肠管张力不太大，无血液循环障碍。

2. 手术治疗

（1）嵌顿疝12小时以上。

（2）嵌顿疝有便血史，全身中毒症状明显。

（3）女孩嵌顿疝，疝内容物为卵巢、输卵管，难以还纳，应直接考虑手术治疗。

（4）新生儿嵌顿疝，因不能确知嵌顿时间，且肠管及睾丸易发生坏死。

（5）已行手法复位不成功者。

【禁忌证】

1. 手法复位　适合手术的患儿均列为手法复位的禁忌证。

2. 手术治疗　凡嵌顿疝适于手法复位的患儿可不必选择手术治疗。

【操作方法及程序】

1. 手法复位

（1）一般嵌顿疝复位前给予足够量的镇静药物，保证患儿熟睡，必要时给予基础麻醉。

（2）取头低脚高位约20°~30°。

（3）以左手在外环处固定疝蒂，右手轻柔挤压疝内容物，均匀加压，不可粗暴。

（4）当有少量气体通过的感觉，疝囊内张力显著减小，继之疝块消失，腹痛缓解，标志复位成功。

2. 切开复位疝囊高位结扎术　嵌顿疝手术方法与腹股沟斜疝基本相同，以还纳疝内容物及高位结扎疝囊为主。

（1）麻醉及切口选择同腹股沟斜疝。要求局部肌肉松弛，以利疝内容物还纳，最好选择基础麻醉加硬膜外麻醉或全身麻醉。切口同腹股沟疝切口。

（2）术中要求切开腹外斜肌腱膜及外环，以利还纳疝内容物。

（3）切开疝囊后仔细检查嵌顿肠管的血液循环，有无肠壁坏死、浆肌层破裂或其他畸形病变。特别注意如疝内容物为2个肠袢时，应将腹腔内嵌顿肠袢间的肠管拉出腹腔，观察该部肠管是否坏死。

（4）若发现肠管坏死、穿孔时，应做肠切除吻合，若嵌顿的睾丸、卵巢已坏死应同时予以切除，局部（疝囊）污染较严重者置橡皮条引流24~48小时。

【注意事项】

1. 手法复位

（1）怀疑嵌顿肠管已有血液循环障碍时，不可试用手法复位。

（2）切忌暴力挤压疝块，以免损伤疝内容物，一旦将破裂肠管回纳入腹腔将造成急性弥漫性腹膜炎，延误诊治将有生命危险。

（3）有时嵌顿时间不长，疝内容物也不多，但由于疝环的嵌压已形成肠壁部分坏死，还纳腹腔后可发生迟发性肠穿孔，故嵌顿疝手法复位后24小时内要密切观察患儿腹部及全身情况。

（4）手法复位失败者应立即转为手术治疗。

2. 手术治疗

（1）术中切开疝囊时因局部组织水肿、肥厚、脆弱，甚至出血，应特别小心，防止切破肠管。

（2）手术探查肠管时应认真操作，仔细观察肠管的血液循环状况，如疝囊内渗液浑浊，带有臭味及肠系膜血管无搏动，肠管颜色发暗、发黑时，应高度怀疑肠管坏死，行肠切除吻合术。

（3）术中因组织水肿分辨不清，应防止输精管、神经及血管损伤，防止腹腔脏器损伤。

第五节　肠　梗　阻

当肠内容物的正常运行受阻，通过肠道时发生障碍称为肠梗阻，为常见的儿童急腹症。

发生肠梗阻后，大量消化液潴留肠腔不能吸收，肠壁毛细血管通透性增加，大量血浆和血液成分溢入肠腔、肠壁和腹腔内，造成体液丢失及电解质紊乱，引起脱水、血液浓缩、低钠、低血容量、休克，同时肠腔内细菌大量繁殖，产生多种毒素，渗入腹腔及血液循环，引起严重的腹膜炎与毒血症，导致中毒性休克，甚至死亡。

按肠梗阻发生的基本原因，可分为机械性、动力性和血液循环性；按有无血液循环障碍分为单纯性和绞窄性；按梗阻发生的部位分为高位小肠梗阻、低位小肠梗阻和结肠梗阻；按梗阻程度分为完全性和部分性。

小儿机械性肠梗阻以先天性畸形、肠套叠、腹股沟斜疝嵌顿、肠扭转、粘连性肠梗阻多见；动力性肠梗阻常见于先天性巨结肠、腹腔感染、全身性严重感染和败血症。

【适应证】

1. 非手术治疗

（1）无血液循环障碍的部分性肠梗阻或完全性肠梗阻早期。

(2)蛔虫团、异物或粪块引起的堵塞性肠梗阻。

(3)尚未确定的绞窄性肠梗阻。

(4)结核性肠梗阻。

(5)单纯麻痹性或痉挛性肠梗阻。

2. 手术治疗

(1)绞窄性肠梗阻。

(2)经非手术治疗无效或病情有进展的单纯性完全性肠梗阻;单纯性肠梗阻经非手术治疗症状不缓解,腹部体征加重,梗阻逐渐向完全性发展,则应转手术治疗。

(3)存在先天性畸形、肿瘤或索带粘连压迫引起的完全性肠梗阻。

(4)慢性肠梗阻有顽固症状而影响正常生活者。

【禁忌证】

1. 凡适宜手术治疗的肠梗阻不能再选择非手术治疗,以免延误病情。

2. 凡适宜非手术治疗的肠梗阻,不应首选手术治疗。

【操作方法及程序】

1. 基础治疗 各种类型的肠梗阻均应进行以下治疗:

(1)禁食。

(2)持续胃肠减压。

(3)静脉输液。要求在 2~4 小时内基本纠正失水、酸中毒,以后按需要量,参考尿量和/或中心静脉压继续补液。

1)单纯性肠梗阻者,估计轻度失水者可用生理盐水 20ml/kg、5%葡萄糖液 20~30ml/kg、5%碳酸氢钠 5ml/kg,于 2 小时内静脉快速滴入。

2)绞窄性肠梗阻者,估计中度失水而无休克者,在第 1 个 2 小时内输入生理盐水 40ml/kg、5%葡萄糖液 30ml/kg、5%碳酸氢钠 5ml/kg、全血 20ml/kg,然后再用生理盐水 25ml/kg、5%葡萄糖液 25ml/kg,于第 2 个 2 小时内输入。

3)绞窄性肠梗阻有休克或休克前期症状者,快速输入血浆和/或右旋糖酐 20~30ml/kg、生理盐水 20ml/kg、5%葡萄糖液 10ml/kg、5%碳酸氢钠 5ml/kg。如血压上升,一般情况好转,继续滴入生理盐水 20ml/kg、5%葡萄糖液 20ml/kg。

4)尿量每小时达 3ml/kg 后,可按公式计算以 0.3%氯化钾溶液纠正低钾血症。

5)按公式计算补给 5%碳酸氢钠溶液纠正酸中毒。

(4)应用抗生素预防或控制感染,在未明确感染菌性质前可选用广谱抗生素或作用偏于革兰氏阴性菌的抗生素及甲硝唑(静脉路径)。

(5)必要时给氧。

(6)高热者给予物理降温。

(7)休克或休克前期可联用皮质激素。氢化可的松 5~10mg/kg 或地塞米松 0.5mg/kg,静脉滴注。

(8)扩血管药物。休克期出现外周血管痉挛时,在补足血容量的情况下可用酚妥拉明或多巴胺。

(9)无尿或少尿肾功能不全时,应用 20%甘露醇每次 5mg/kg,或呋塞米每次 0.5~1mg/kg。

（10）机械性部分性肠梗阻必要时可用阿托品解痉,每次 0.01mg/kg,肌内注射。

2. 手术治疗

（1）单纯解除梗阻的手术:包括粘连性肠梗阻的粘连松解、肠扭转复位、嵌顿疝还纳、肠切开取石、肠套叠手法复位。

（2）肠切除吻合术:适用于肠管有器质性病变、绞窄引起的肠坏死、分离肠粘连时造成较大范围的肠损伤等,须将病变肠段切除吻合。

（3）肠短路吻合术:当梗阻的部位切除有困难,如肿瘤向周围组织广泛侵犯,或是粘连广泛难以剥离,但肠管无坏死现象,为解除梗阻可分离梗阻部远近端肠管做短路吻合,旷置梗阻部。

（4）肠造口术或肠外置术:肠梗阻部位的病变复杂或患儿的情况差,不允许行复杂的手术,可在梗阻部的近端肠管做肠造口术以减压,解除因肠管高度膨胀而带来的生理紊乱。若患儿的情况差不能耐受切除吻合术,可将该段肠祥外置,关腹。待患儿情况好转后再行二期肠吻合手术。

【注意事项】

1. 诊断肠梗阻的患儿在非手术治疗过程中应密切观察病情变化,警惕肠绞窄的发生,可疑或已确定为绞窄性肠梗阻时应及时行手术治疗。

2. 对于粘连性肠梗阻在进行粘连松解时应注意保护肠壁浆肌层。例如在分离肠壁与腹膜粘连时要紧贴腹膜操作,尽量保持肠壁完整。分离粘连过程中如遇肠壁坏死时应做相应处理,包括肠切除吻合术。肠祥之间的粘连如不引起梗阻不主张做广泛分离,一般只分离引起梗阻的粘连部分。在分离肠管之间的紧密粘连时应防止钝性撕扯,以免造成肠管壁广泛损伤。

3. 遇有严重粘连无法分开,可采取局部的肠管切除,端端吻合。如粘连实在难以切除时可考虑行梗阻上下端肠管侧侧吻合术,将粘连肠管予以旷置,但旷置的肠管不应过多。

第六节 肠 套 叠

【适应证】

1. 非手术治疗

（1）病程不超过 48 小时,便血不超过 24 小时。

（2）全身状况好,无明显脱水、酸中毒及休克表现,无高热及呼吸困难者。

（3）腹不胀,无压痛及肌紧张等腹膜刺激征者。

2. 手术治疗

（1）无手术治疗禁忌证者。

（2）应用非手术治疗复位失败者。

（3）慢性肠套叠或复发性肠套叠,疑有器质性病变者。

（4）疑为小肠型套叠者。

【禁忌证】

非手术治疗:

1. 病程超过 48 小时,便血超过 24 小时。

2. 全身情况不良,有高热、脱水、精神萎靡及休克等中毒症状者。

3. 腹胀明显,腹部有明显压痛、肌紧张,疑有腹膜炎或疑有肠坏死者。

4. 小肠型肠套叠者。

5. 灌肠复位未成功者。

【操作方法及程序】

1. 非手术治疗

(1)结肠注气整复法:适用于发病 48 小时以内,全身情况良好、无腹膜刺激征、无严重腹胀者。将气囊肛管(Foley 管)置入直肠内,用自动控制压力仪,将压力从 8kPa(60mmHg)逐渐调高,不超过 14kPa(100mmHg),见到套叠影逆行推进,由大变小直至消失,大量气体进入回肠,提示复位成功。

患儿应留院观察,注意有无症状再现,腹部有无包块。口服药用炭片 0.5~1g,6~8 小时后排出的粪便内含有炭剂,证实肠道通畅。如症状仍未消失,应进一步检查是否复位不完全或复发。

(2)B 超监视下水压灌肠复位法:采用生理盐水或水溶性造影剂为介质灌肠。复位压力为 6.65~12kPa(50~90mmHg),注水量为 300~700ml。在 B 超荧光屏上可见"同心圆"或"靶环"状块影像回盲部收缩,逐渐变小,最后通过回盲瓣突然消失,液体急速进入回肠。满意的复位是见套入部消失,液体逆流进入小肠。

2. 手术治疗

(1)手法复位术:可选用气管插管全麻或硬膜外麻醉,行右下腹或右上腹横切口,在套叠远端肠段用挤压手法使其整复。复位成功后务必详细检查肠管有无坏死,肠壁有无破裂。若发现肠管本身合并器质性病变,需一并处理。对复发性肠套叠手术的患儿,手法复位后如未发现器质性病变,存在游动盲肠者可行盲肠右下腹膜外埋藏固定法,以减少复发。如阑尾有损伤,呈现水肿和瘀血时,可将其切除。

(2)肠切除吻合术:术中见鞘部已有白色斑块状动脉性坏死或套入部静脉性坏死,施行肠切除吻合术。

(3)肠外置或肠造口术:当患儿存在休克、病情危重时,或肠套叠手法复位后局部血液供给情况判断有困难时,可将肠袢两断端或可疑肠袢外置于腹壁外,切口全层贯穿缝合,表面敷盖油纱保护,24~48 小时后待休克纠正,病情平稳,再行二期肠吻合术。观察可疑肠袢循环恢复情况决定还纳入腹,或肠切除吻合。如肠切除后患儿全身或局部循环不满意,无法行肠吻合时,可行肠造口术。

(4)腹腔镜探查术:腹腔镜探查可避免腹部较大切口和术后瘢痕形成,术中按照开腹手术探查步骤和复位要求实施,注意复位时避免强行牵拉复位。如果腹腔镜复位困难或肠管已经发生坏死,可将 Trocar 切口开大,提出腹腔外复位或行肠切除吻合术。

【注意事项】

1. 肠套叠非手术治疗中结肠注气或注水时应严格控制,不可压力过高,否则可能造成肠穿孔,甚至危及患儿生命。

2. 套叠复位后应密切观察,防止复发或迟发肠坏死。

3. 手术治疗中采用手法复位时应用手轻柔地自套叠远端向近端挤压脱套。切勿牵拉套叠近端肠管以防造成套叠肠管损伤或导致肠穿孔。

4. 术中应严格掌握套叠肠管切除术、肠外置或肠造口的适应证。

第七节 梅克尔憩室

【适应证】

1. 其他腹部疾患手术时发现的无症状梅克尔憩室患儿。

2. 出现梅克尔憩室并发症者。

【禁忌证】

如因其他腹部疾患进行手术时偶然发现憩室,患儿条件许可时应尽可能将憩室切除,以防后患。但如进行的手术创伤较大、手术时间较长、患儿一般情况欠佳时,不宜切除憩室,应详细记载憩室情况,术后6~8周再行憩室切除术。

【操作方法及程序】

1. 麻醉 可选用全麻(尤其适合于腹腔镜)及硬膜外麻醉。

2. 切口 一般取右下腹麦克伯尼切口或横切口。

3. 手术方法

(1)腹腔镜辅助下憩室探查和切除术:腹腔镜辅助下憩室探查和切除术已逐渐推广,此术式适用于无症状的梅克尔憩室及憩室合并消化道出血。

(2)单纯结扎、切除及荷包缝合法:适用于无并发症的憩室,憩室类似阑尾大小,基底部不超过1cm者。

(3)楔形切除术:适用于无并发症的憩室,憩室基底部狭窄,用肠钳楔形钳夹后切除,肠壁做斜行吻合。

(4)憩室连同附近回肠切除吻合术:适用于憩室出现并发症者,如憩室所致肠套叠、腹内疝、肠扭转、索带缠绕压迫、憩室炎或继发穿孔、憩室溃疡出血等。无症状的憩室基底部宽广,直径大于肠腔,也应行憩室及回肠切除术。

【注意事项】

1. 表现为急腹症的憩室炎有时难与急性阑尾炎或肠梗阻相鉴别,故在术中未发现原拟诊断的病变,应想到憩室引起的并发症,此时应检查距回盲部100cm以内回肠,以免遗漏憩室并发症。

2. 肠套叠手术复位后,应仔细检查回肠肠壁上是否有孔状的凹陷,以免遗漏由于内翻的憩室造成肠套叠的起点。

3. 处理憩室的方法除上述4种外,尚有人采用内翻缝合法处理憩室,这种方法可能导致术后肠套叠,故当列为禁忌。

第八节 原发性腹膜炎

【适应证】

1. 非手术治疗 原则上原发性腹膜炎以非手术治疗为主。

(1)症状、体征较轻者。

(2)晚期肿瘤放化疗过程中有腹水或肾病综合征有腹水的患儿合并本病者。

2. 手术治疗

(1)中毒症状重。

（2）腹腔内积脓液较多时。

（3）经支持治疗及抗生素治疗24小时病情未见好转或加重时。

（4）不能排除有继发性腹膜炎可能时。

【禁忌证】

鉴于本病以非手术治疗为主，故应掌握手术的适应证，尤其对肿瘤放化疗合并腹水或肾病综合征合并大量腹水时手术更应持慎重态度。

【操作方法及程序】

1. 非手术治疗

（1）支持治疗：降温，静脉输液、输血或血浆抗休克，纠正酸碱平衡失调。

（2）大剂量抗生素应用：未明确细菌性质时一般使用三代头孢菌素治疗非复杂性腹膜炎，加用甲硝唑25~50mg/kg静脉滴注，疗程3天；若考虑合并复杂感染，可联合应用万古霉素。脓液细菌培养药敏试验明确后可选用敏感抗生素。

（3）给予充分营养支持，改善一般情况。

（4）防止胃管持续胃肠减压，以减轻腹胀。

2. 手术治疗

（1）麻醉及切口选择。可选择全身麻醉、基础麻醉加硬膜外麻醉或基础麻醉加局部麻醉，切口可选择右上腹横切口或右侧腹直肌切口。

（2）切开腹壁各层后先吸出脓液，如无臭味，则原发性腹膜炎可能更大。送细菌培养及涂片检查，并尽量吸干脓液。

（3）探查右下腹脏器，包括回肠末端、阑尾及盆腔附件等。如无器质性病变，将脏器复原，可选用生理盐水和/或抗生素冲洗腹腔，并将冲洗液吸引干净，是否同时切除阑尾应视患儿一般情况而定，手术以简单为好。必要时右下腹可放置引流。

（4）有原发炎性病灶时应尽量予以切除。

（5）腹腔镜探查：腹腔镜探查术逐渐成为原发性腹膜炎的首选。可以全面探查包括肝脏膈面、膈肌下方及盆腔在内的全部腹腔，同时可行腹腔冲洗。损伤小，恢复快。但腹胀严重者不宜行腹腔镜探查。

【注意事项】

1. 本病一般以非手术治疗为主，治疗中应选用敏感抗生素，积极支持治疗维持水电解质平衡。

2. 密切观察病情，尤其注意重症患儿，有手术适应证时应及时手术引流。

3. 不能排除继发性腹膜炎时应及时开腹探查，术中勿遗留原发病变。

第九节　急性阑尾炎

一、阑尾切除术

【适应证】

1. 发病在72小时以内，不论阑尾炎属何种类型均宜手术。

2. 单纯性阑尾炎的临床表现不够典型,诊断困难时,可保守治疗数小时,若症状加重时应考虑手术。

3. 化脓性阑尾炎、坏疽性阑尾炎、梗阻性阑尾炎均应尽早手术。

4. 寄生虫引起的急性阑尾炎。

5. 阑尾炎穿孔并发局限性或弥漫性腹膜炎,在 72 小时内中毒症状加重者。

6. 慢性阑尾炎急性发作。

7. 阑尾周围脓肿经非手术治疗,炎症消退 8 周以上者。

8. 阑尾周围脓肿者,如脓肿继续增大、体温不降、腹痛加重、白细胞持续升高、脓肿有破裂可能时,应及时手术引流。

【禁忌证】

1. 浸润期、脓肿期阑尾炎,此时阑尾周围已形成粘连或穿孔已形成脓肿,手术可使感染扩散,炎症粘连分离困难,可伤及其他组织与器官。

2. 如果施行腹腔镜阑尾切除术时,既往下腹部有手术史,特别是有炎性疾患、严重心肺功能不全、膈疝、重度出血倾向、脐疝、股疝、腹壁侧支循环过多者当属禁忌。

【术前准备】

包括禁食水,有效抗生素静脉输注。晚期腹膜炎,腹胀患者需鼻管胃肠减压,静脉输液保证水电解质平衡,有高热者需降温。出现早期休克症状时,应输血浆等抗休克治疗积极准备后手术。

【操作方法及程序】

1. 开腹阑尾切除手术,以下腹横纹偏右切口或麦克伯尼切口为佳,逐层进入腹腔后,沿结肠带寻找阑尾,分离和结扎阑尾系膜直达阑尾根部,切除阑尾。

2. 处理阑尾残端,小婴儿阑尾残端内翻,有可能形成肠套叠起点,很小的残端电灼后,用系膜掩盖缝合即可,盲肠后位或腹膜后阑尾应行逆行切除法。

二、腹腔镜阑尾切除术

【适应证】

早期急性阑尾炎,尤其是诊断不明确、有开腹探查指征者。女孩阑尾炎术中须探查子宫及附件排除其他疾病者,肥胖儿阑尾炎常须做较大的切口才能探查。腹腔镜阑尾切除术切口小、探查全、感染少。

【禁忌证】

1. 患儿高热,出现早期中毒性休克,病情非常严重时,应慎用腹腔镜手术。

2. 阑尾已形成周围脓肿或已合并肠梗阻时,应慎用腹腔镜手术。

【操作方法及程序】

1. 可采用全身麻醉。

2. 选 3 个穿刺点　A 点为脐缘上或下切口,做气腹针人工气腹和放置 10mm 套筒做置入腹腔镜用;B 点和 C 点分别选择左右下腹或左中下腹两点,放置 5mm 或 3mm 套筒做操作孔及牵引器械孔用。

3. 根据患儿年龄及肥胖程度建立合适的 CO_2 气腹,压力为 1.33~1.87kPa(10~14mmHg)后,腹腔镜及手术器械经套筒入腹。

4. 确认阑尾炎后,用无创抓钳牵起阑尾尖端,将阑尾系膜拉开。阑尾动脉用钛夹钳闭或不可吸收线结扎,系膜小血管电凝后切断。分离至阑尾根部,用滑动结结扎,或另置一钛夹钳闭,距结扎点 5mm 处将阑尾切断,电凝残端,包埋缝合与否均可。阑尾经 10mm 套筒取出,清洗回盲部周围的积血、积液。全腹脏器探查,依次探查肝、胆囊、肝外胆管、胃、肠系膜、盆腔。放出腹腔内气体,拔出套筒缝合或不缝合切口。

【注意事项】

1. 术中保护切口避免污染,操作轻柔尽量减少损伤。

2. 阑尾系膜必须小心结扎以防止阑尾动脉出血。

3. 阑尾穿孔者尽量用可吸收缝线缝合切口。

4. 阑尾炎穿孔者腹腔内脓液应尽可能吸净,必要时用生理盐水冲洗腹腔。对早期穿孔或术中穿孔者原则上不必放置腹腔引流,但如认为污染较重、脓液稠厚的局限性腹膜炎,手术操作困难,有可能发生肠瘘者应置引流。

5. 术后注意切口皮下感染、腹腔残余感染、脓肿、粘连性肠梗阻等并发症的发生。

6. 术后鼓励早日下地活动。

第十节 消化道出血

【适应证】

1. 胃肠道出血经非手术治疗仍出血不止,或短时间内反复大出血威胁生命者。

2. 术前排除直肠及肛门疾病引起的出血。

3. 对多次慢性出血致贫血不能控制,严重影响健康又找不到出血原因者,应择期剖腹探查。

4. 诊断明确难免再次复发出血者。

5. 胃肠道穿孔、坏死,绞窄性肠梗阻,肠重复畸形,梅克尔憩室等具有外科手术适应证者。

【禁忌证】

1. 全身性内科疾患引起的出血。

2. 术前未排除肛门直肠疾患引起的出血。

3. 术前对术中出血部位、原因不能判定,手术探查应持慎重态度。

【操作方法及程序】

1. 可采用气管插管全麻。

2. 先用内镜(胃镜和结肠镜)探查上消化道和结直肠,除外食管、胃、十二指肠和结直肠的出血,有条件的诊疗中心可采用超声内镜检查进一步确定十二指肠壁和肝胆胰有无出血。若存在出血点,可根据具体情况进行内镜止血。

3. 对于以上检查均未见明显出血点的患儿可采用腹腔镜探查,除外胃、小肠及结肠肠壁外病变所致的出血,包括梅克尔憩室、肠重复畸形等。若存在相应病变或明确出血位置,则行相应治疗。

4. 对于以上检查均未见明显出血的患儿,可进一步行开腹手术探查出血点,步骤如下:

(1)取右上腹横切口或开腹探查切口。提出小肠,于屈氏韧带(Treitz 韧带)回盲瓣前,中间夹 2 钳,将全部小肠分为 3 段。

(2)注意小肠变化及患儿血压变化,如发现小肠下段膨胀明显,探查未见憩室等病变,冲洗吸引该段肠管至无血色后,将水吸空,将此段再另夹 2 钳分为 3 段,每段约 30~40cm,冲洗上 2 段肠至无血色。

(3)再观察第 1 段小肠不胀,透光无溃疡,无异位胰腺、血管瘤或其他肿物未见继续出血灶。第 2 段小肠也不胀,同样探查阴性,缝合切口。

(4)第 3 段小肠中段有积血,但不胀,近段、远段均有少量血时,切除中段,近远段钳夹提出腹切口下部造口,逐层关腹,第 2 天放开肠瘘钳,观察是否还有出血,在哪一瘘口端;同时可通过瘘口进行造影或内镜检查,也可通过瘘口进行局部止血措施。出血问题解决后及时关瘘。

5. 根据可能的出血病因,决定手术途径及切口选择. 小儿外科领域的胃肠道出血所限于的器质性疾病有门静脉高压症、肠套叠、肠重复畸形、梅克尔憩室炎等。具体手术操作方法及程序见有关章节。

【注意事项】

1. 注意各重要器官如心、肺、肝、肾功能及机体营养状况。

2. 术前对手术方式做充分估计与讨论,对可能的手术范围的扩大做好各方面准备。

第十一节　消化道异物

一、食管异物取出术

【适应证】

食管异物确诊后不能自行通过食管而到达胃内者。

【禁忌证】

异物嵌入食管壁或穿透食管引起食管周围炎症时,禁忌采用纤维食管镜取出异物。此时应采用手术方法行食管切开或开胸术取异物并做相应的外科处理。

【操作方法及程序】

1. 全身麻醉,气管内插管。

2. 食管镜检查,既可明确诊断,又可取出异物。如遇停留在食管内时间较长的硬性异物,应选用内镜特制的异物钳钳夹,按异物的方向及位置较轻柔地将异物取出,切忌粗暴操作。

3. 位于食管下部圆形硬质异物,可用质软的橡皮管将异物推入胃内,在胃内可以通过取物篮取出,也可密切观察 48 小时以内,判断其能否通过十二指肠,待其自行排出体外。

4. 异物嵌入食管壁或穿透食管应施行开放手术,可采用食管切开术或开胸术。

5. 切开食管后的缝合修补按食管手术常规进行处理,纵隔脓肿应行引流术。

二、胃内异物取出术

【适应证】

大部分胃内异物可用胃镜诊断及取出,如巨大异物或尖锐异物也可经胃镜确诊试行胃镜摘取。

【禁忌证】

1. 巨大异物不能经胃镜取出或粉碎者不能强行经胃镜取出,以免造成胃壁损伤或损伤食管。

2. 尖锐的金属异物不能用胃镜取出,更适于手术开放取出。

【操作方法及程序】

1. 胃镜取出异物

(1)全身麻醉,气管内插管。

(2)放入胃镜后可明视下观察异物的位置及大小,适合胃镜取出的异物选用相应的异物钳或取物篮取出。

(3)胃镜钳夹取不出的异物或尖锐异物不应强行夹取。

(4)如为柿石或枣石,无腹膜炎表现时,可先行口服中药消积化石治疗,等待自行排出。如化石及排出不彻底或疗效不佳时,也可用胃镜碎石,并取出小块碎石。

2. 手术切开取石

(1)全麻,取上腹横切口。

(2)进入腹腔后检查胃壁有无损伤,是否有胃穿孔,腹腔内有无异物。如果胃壁完整,尽量将其提出切口外,切开胃壁取出异物。

(3)逐层缝合胃壁及切口,可不放引流,如有胃壁损伤、腹膜炎,用生理盐水冲洗干净后酌情放置引流。

三、肠内异物取出术

【适应证】

1. 确定小肠异物时在无梗阻或腹痛时可以观察,如 1 周仍未排出时应做进一步检查,尽量明确异物停留的位置,如异物固定在某一部位超过 7~10 天,应手术治疗。

2. 小肠异物有腹痛、腹部固定性疼痛,或有腹膜刺激症状,疑有小肠损伤或穿孔者。

【禁忌证】

1. 小肠异物无症状,1 周以上尚未排出,可以观察,不应轻易选择手术。

2. 对异物不大、钝头、细短异物,估计能自行排出者应鼓励进食粗纤维食品,促其排出,不应选择手术取出。

3. 切开肠壁能顺利取出的异物,如尚未造成肠壁损伤或腹膜炎时尽量避免行肠切除吻合。

【操作方法及程序】

以肠内粪石梗阻开腹排石为例。

1. 可采用全身麻醉或硬膜外麻醉。

2. 右下腹横切口,劈开腹外斜肌及腹内斜肌,切开腹膜,进入腹腔。

3. 提出含粪石的小肠,探查粪石大小及肠壁血液循环情况,局部肠系膜用 0.5% 普鲁卡因 20ml 浸润,提出肠袢用温盐水纱布垫湿敷约 10 分钟,使肠痉挛缓解。

4. 粪石梗阻近端肠管较胀,轻轻挤压近端,使气体进入粪石区,使粪石松动顺势推向近端远离梗阻处。

5. 试捏粪石太硬如不能变形,用细针向肠内穿入粪石中心,注射 3% 过氧化氢,使粪石崩解,再从肠外协助捏碎(捏时要避免在同一位置挤捏,以免损伤肠壁,将碎块推入结肠。

6. 检查原粪石嵌顿处肠管恢复正常,送回小肠逐层缝合腹壁。

【注意事项】

1. 手法挤碎粪石最好选择在肠管血液循环较好处,不可在粪石处挤捏或切开取石,因该处肠管受粪石压迫后肠壁变薄,血液循环不良,影响愈合。

2. 向回盲部挤送粪石残块时,应将近端肠腔内积液、积气一并挤出,既可起到减压作用,又能使粪石残块漂浮在气液体中,减轻对肠壁的机械性损伤。

3. 要探查粪石远端有无器质性肠隔膜或狭窄,发现后予以相应处理。

4. 切肠取石时应注意周围用盐水纱布保护,防止切开肠壁时肠内容物污染腹腔。

5. 如果粪石嵌顿严重不能在肠内移动或肠壁已有点状坏死现象,则不宜试图捏碎或切开肠壁取石,应直接行肠粪石切除吻合术。

第十二节 直肠息肉

一、直肠息肉手法摘除术

【适应证】

直肠息肉的蒂部细长,直肠指检手指可触及者。

【禁忌证】

1. 凝血功能障碍。

2. 息肉为无蒂、基底部宽广者。

【操作方法及程序】

1. 术前不必灌肠,不需麻醉。如直肠壶腹内粪便较多,妨碍检查和操作时,可用开塞露通便。

2. 患儿取截石位或左侧卧位。

3. 术者右手戴橡皮手套,手指涂液状石蜡后伸入直肠,沿肠壁寻找息肉,息肉多位于直肠后壁。如感知息肉蒂细长、质软不韧,用手指末节钩住息肉,并压向骶骨,稍稍用力即可压断蒂部。取出息肉,以备病理检查。

4. 术后观察 1 小时,并再做直肠指检。如无明显出血,即可回家。

5. 部分息肉可经手指抠出肛门,直视下行蒂部贯穿缝扎后切断。

【注意事项】

1. 离断息肉蒂应采用挤压手法,而非"抠挖",以免撕破蒂所附着的肠黏膜,造成多量出血。

2. 手法摘除息肉后,须观察 1 小时,若发现出血较多时,应填入棉球或纱布条压迫止血,出血仍不止者须电灼或缝扎止血。

3. 术后并发症主要为出血。

二、直肠息肉纤维肠镜电灼切除术

【适应证】

无法用手指摘除的高位或无蒂息肉。

【禁忌证】

1. 凝血功能障碍。

2. 息肉过大,圈套器无法套入者,属相对禁忌证。

【操作方法及程序】

1. 术前清洁灌肠,给予镇静药和解痉药。也可行骶管或静脉麻醉。

2. 患儿取平卧或左侧卧位。

3. 插入镜头后循腔前进,如有可能可先做全结肠检查,了解息肉所在位置、有无多发性同类病变存在。在退镜时施行摘除术。

4. 发现息肉后宜将息肉调整在悬垂位或向结肠近端的匍匐位,以利观察和圈套。套入后在蒂部近息肉侧将钢丝稍收紧,应用低电流强度和短通电时间电凝,组织凝固充分后进一步收紧钢丝,将蒂切断。蒂较粗的息肉须兼用电凝和电切。

5. 检查残蒂有无出血,如有出血应电凝止血。

6. 术后据病情随访数小时至数天,如有发热和腹痛应及时处理。

【注意事项】

1. 儿童结肠有壁薄、弹性好、伸缩性大的特点,镜身推进易旋转,电灼不当时易穿孔。

2. 镜身推进应动作轻柔,应保持循腔前进,尽量避免顶壁滑行。

3. 宜反复钩拉镜身,争取直接通过肠腔转弯陡锐处,尽量避免带圈推进或使用翻转手法。

4. 套入息肉后应选择离肠壁较远处切断蒂部,以防损伤肠壁。

5. 应采用低电流强度和短通电时间的参数施行电凝和电切,同时应避免在组织凝固不全的情况下过早做机械性切割,造成止血不全。

6. 息肉较大时,圈套困难,视野不清。应在明确圈套成功后再行电灼,以防损伤肠壁或钢丝深嵌息肉组织内而进退两难。如无把握,应放弃圈套切除术。

7. 切下息肉后,应检查残蒂止血是否可靠,以防术后出血。

8. 术后并发症主要为出血和肠穿孔。

第十三节 获得性直肠前庭瘘

一、经肛门直肠前庭瘘修补术

【适应证】

1. 获得性直肠前庭瘘(舟状窝瘘)和直肠大阴唇瘘。

2. 年龄在1周岁以上为宜。

【禁忌证】

1. 患急性传染病3个月以内者。

2. 肠炎、消化不良腹泻未愈者。

3. 严重营养不良体弱者。

4. 有严重心、肝、肾疾病或有出、凝血机制障碍者。

【操作方法及程序】

1. 可选用全身麻醉,大龄儿童也可选用鞍区阻滞麻醉。

2. 患儿取俯卧位,髋下垫枕使臀部抬高,两腿外展位。

3. 消毒、铺无菌单后,术者用手指扩张肛门。肛门内碘伏擦拭。

4. 用拉钩向两侧拉开肛管。于直肠前壁找到瘘管内口后,以瘘管内口为中心做横行梭形切口,切开黏膜。沿黏膜下层向切口上下游离黏膜1~2cm宽。

5. 将瘘口周围黏膜游离至瘘口边缘,将黏膜提起,紧靠瘘口边缘结扎后,剪除多余黏膜。

6. 将瘘口上、下缘的内括约肌用1-0丝线或用可吸收缝线间断缝合,掩埋瘘口。

7. 最后将切口上下黏膜缘对齐缝合。

【注意事项】

1. 必须做好术前准备,包括服用抗生素准备肠道3天,术前1天禁食,术前清洁灌肠等。

2. 术后禁食3~5天,由静脉给液及抗生素。有条件者可给予静脉营养。保持会阴部及肛门部清洁,随时用无菌生理盐水棉球擦拭,保持局部干燥。

3. 必要时可局部理疗。

4. 本手术成功率约为95%。如未能一期愈合,瘘复发,可在半年以后再行修补术。

二、前会阴入路直肠前庭瘘修补术

【适应证】

适应证同经肛门直肠前庭瘘修补术。

【禁忌证】

1. 患急性传染病3个月以内者。

2. 肠炎、消化不良腹泻未愈者。

3. 严重营养不良体弱者。

4. 有严重心、肝、肾疾病或有出、凝血机制障碍者。

【操作方法及程序】

1. 宜选用气管插管全麻。

2. 患儿取截石位,臀部垫枕抬高,充分显露会阴部及肛门。

3. 消毒、铺无菌单后,肛门内碘伏擦拭,经肛门向直肠腔内顺序填塞无菌绷带,以防止肠内容物外溢干扰手术和污染伤口。

4. 显露瘘口 瘘口太小探查不清时,可用10ml混有亚甲蓝的生理盐水经肛门注入直肠,前庭部瘘口可见有蓝色液体溢出。

5. 游离瘘管 在瘘口缝4根牵引线,提起牵引线用针形电刀由瘘管外口向瘘管内口游离瘘管至直肠壁处,瘘管长度6mm左右,与周围组织界限清楚。游离近直肠壁时,可清楚看到白粉色的直肠壁。用蚊氏钳通过肛门口可探及瘘管内口,并可依此来预估分离的层次。当瘘口较大时,内、外口几乎重叠,没有明确的管型结构,仅仅是一个环形缺损,但也需要完整剔除内、外口之间的组织,才能满意修补瘘口。

6. 缝扎瘘管或缝合瘘口 若瘘管直径<3mm,可紧贴直肠壁缝扎并切除瘘管;若瘘管直径>3mm,可于紧贴直肠壁切除瘘管,5-0吸收线黏膜外连续或间断缝合瘘口。肠壁的黏膜下层是肠壁各层最坚韧的结构,不缝黏膜,仅缝合肌层和黏膜下层,可保证肠壁断面边缘既不内翻也不外翻,整齐对合,相当于解剖复位,利于切口愈合。

7. 缝合两侧的耻尾肌并逐层缝合切口,勿留无效腔。

【注意事项】

1. 必须做好术前准备,包括服用抗生素准备肠道3天、术前1天禁食、术前清洁灌肠等。

2. 术后禁食3~5天,由静脉给液及抗生素。有条件者可给予全消化道外营养。保持会阴部及肛门部清洁,随时用无菌生理盐水棉球擦拭,保持局部干燥。

3. 必要时可局部理疗。

4. 本手术成功率约为90%。如未能一期愈合,瘘复发,约50%的复发患儿经坐浴等对症处理后可自行愈合。若不能愈合可在半年以后再行修补术。

第十四节 直 肠 脱 垂

直肠脱垂是指排便后直肠黏膜或肠壁从肛门脱出,便后脱出的肿块可以还纳,久之脱出肠管较多时须用手还纳。根据脱出的程度不同分为3型:

1. Ⅰ型 排便后直肠黏膜脱出,部分为半环状,全周脱出为环状,便后可自行还纳。

2. Ⅱ型 排便或腹压增加时直肠全层脱出于肛门外,呈圆锥形,略向后方弯曲,顶端凹陷,触诊组织较厚且有弹性,同时肛门松弛须用手托回。

3. Ⅲ型 便后及腹压增高时肛管、直肠全层或部分乙状结肠脱出于肛门外,呈椭圆形。肛门极度松弛,脱出组织较Ⅱ型更厚而长,黏膜充血水肿、皱褶消失,肿块周围有一个深的环形穿窿,可发生嵌顿。

【适应证】

1. Ⅰ型、Ⅱ型患儿可先采取非手术治疗,除去发病诱因,增加营养,改善排便姿势,其中Ⅱ型以上伴重度营养不良时还纳脱垂肠管后可予以胶布固定两侧臀部,中间留有排便孔。

2. 硬化疗法适用于5岁以下Ⅱ型以上脱垂经非手术治疗失败的患儿,或5岁以上Ⅱ型、Ⅲ型脱垂患儿。

3. 手术疗法仅适用于少数年长儿,Ⅲ型脱垂经硬化剂治疗无效者,可根据病情选择肛门环箍术、直肠黏膜切除术、经会阴直肠乙状结肠切除术、直肠悬吊术和直肠脱垂切除术。其中直肠脱垂切除术仅限于脱垂肠管嵌顿坏死的患儿,或嵌顿性直肠脱垂经手法不能还纳,继续等待有发展成绞窄可能者。

【禁忌证】

1. 未经非手术治疗的Ⅰ型、Ⅱ型患儿,不能首选注射硬化疗法。

2. 直肠脱垂有感染、溃疡或坏死时不应采取注射疗法。

3. 除少数Ⅲ型脱垂经非手术治疗无效的年长患儿外,尽量不选择手术治疗。

4. Ⅲ型脱垂肠管未坏死时,不宜选用脱垂肠管切除术,仍应采取手法复位为主。

【操作方法及程序】

1. 直肠脱垂注射疗法

（1）术前准备：非急症者，应积极做好肠道准备，需用低渣饮食、泻药和清洁灌肠。口服抗生素。

（2）麻醉与体位：采取局部浸润或骶管阻滞等麻醉，取截石位。

（3）手术步骤：①采取直肠周围注射法，即在两侧骨盆直肠间隙和直肠后间隙中注射。②于肛门两侧及后正中距离肛缘约2cm处，用0.5%普鲁卡因做皮丘，并做深部浸润。③术者将左手示指插入直肠内做引导，以注射器针头或腰麻穿刺针从做皮丘的3个点垂直刺入，达到上述间隙时，针头有落空感。术者在直肠内可触摸到针头部位，证实针头位于直肠壁周围组织间隙内。将针逐渐刺入达适当深度，幼儿为3~4cm，年长儿及成人为4~6cm。④以溶有0.5%~1%普鲁卡因的75%或95%乙醇为例，每点注入1~2ml，边注射边退针，均匀注药，呈扇形分布。

2. 肛门环箍术 基础麻醉，截石位。在肛门前、后正中距肛门1.5cm处各做0.5cm的皮肤小切口，然后用半圆弧度大圆针穿不锈钢丝（或银丝），从后正中切口穿入皮下，环绕肛门一侧，然后从前正中切口穿出，继之又从该切口穿入环绕肛门另一侧从后正中切口穿出。术者将示指探入肛门，助手拧紧钢丝使肛门口径达术者示指第一指节自由出入为度。剪断钢丝，残端埋入皮下。

3. 直肠悬吊术 全身麻醉或硬膜外麻醉，下腹横切口或腹腔镜辅助下，将乙状结肠及直肠向上牵引后，用腹直肌前鞘、自体阔筋膜或人造材料做成吊带缝合或包绕直肠，拉紧吊带。将吊带缝合于骶骨岬前筋膜上，同时缝闭直肠膀胱陷凹或直肠子宫陷凹。

4. 直肠脱垂肠管经会阴切除术 全身麻醉或硬膜外麻醉，截石位，臀部抬高。消毒脱出肠管后，向外牵引肛管，距肛缘1.5cm处环形切开肛管，以2-0丝线间断缝合浆肌层，再环形切开内侧肠管，然后将两侧断端间断全层缝合，完成肠管的吻合。术后置乳胶管于肛门内。

【注意事项】

1. 注射疗法必须掌握好针头刺入位置及深度。不可将药物注入直肠壁或远离直肠，药物注入直肠壁可发生直肠壁坏死、穿孔及感染。注射药物远离直肠后，可导致骶前神经丛坏死、变性，而引起排尿障碍。

2. 肛门环箍术中应防止缝针刺入直肠壁造成污染引起术后肛周感染，一旦感染，金属丝必须提早取出而影响疗效。金属丝不得缝绕过紧，有因金属丝过紧致压迫肠管坏死的报道。金属丝过紧也可导致术后便秘。

3. 经会阴直肠脱垂切除时，当切开脱垂的肠管前壁后应仔细检查是否有小肠嵌塞，如有嵌塞应设法推回腹腔并妥善缝合腹膜。两肠吻合应严密止血，要彻底防止术后出血或肠瘘发生。

第十五节 门静脉高压症

门静脉高压症的治疗策略：①控制急性出血，可选用药物、内镜，有条件者可考虑TIPS技术，不得已才采用外科手术；②预防再出血，多采用药物和内镜治疗，治疗无效时采用外科手术。

对于小儿门静脉高压症，可根据患儿年龄及病情，选择使用分流手术或断流手术。以下介绍主要分流和断流手术。

一、脾肾静脉分流术

【适应证】

1. 门静脉高压症患儿有食管静脉曲张反复出血者,经非手术治疗无效。

2. 患儿一般情况良好,肝功能符合 Child 分级 A、B 级或中华医学会外科分会门静脉高压症肝功能分级标准 I、II 级者。

3. 年龄在 5 岁以上,脾静脉直径在 0.6cm 以上。

4. 出血停止期,一般状况已恢复。

【禁忌证】

1. 急性出血期间不考虑行脾肾静脉分流术。

2. 肝功能不良,合并低蛋白、腹水、黄疸者。

3. 年龄小,脾静脉直径小于 0.5cm 者。

4. 孤立肾或肾功能不全或左肾静脉畸形者。

5. 脾脏已切除者。

【操作方法及程序】

1. 近端脾肾静脉分流术

(1)选用气管内插管全身麻醉为宜。

(2)采用左肋缘下切口或"7"字切口(自剑突下沿左肋缘下切口,至腹直肌外缘折向下至脐水平)更便于脾肾静脉分流术的操作。

(3)进入腹腔后全面探查肝、脾情况并测定门静脉压力。有条件者可行术中门静脉造影术以了解门静脉及其侧支情况。

(4)结扎脾动脉后,分别切断、结扎脾周围各韧带。仔细分离脾静脉达 3~4cm 长,尽量保留脾静脉分叉部,切除脾脏。脾静脉细者可用脾静脉分叉剪成喇叭口状以扩大脾静脉口径。

(5)牵开横结肠及脾区显露左肾,在肾门内侧分开腹膜后组织即可见肾静脉。向中线侧游离肾静脉长约 3cm,游离其周径达 2/3。

(6)用心耳钳钳夹肾静脉前壁,使所夹的静脉壁有足够与脾静脉吻合的长度和宽度。

(7)在肾静脉前壁做切口,其长度与脾静脉口径相等。然后行脾静脉与肾静脉外翻端侧吻合。缝合前壁的最后 2 针在松开脾静脉的阻断钳放出可能存在的血栓后结扎。吻合口后壁多采用连续外翻缝合,前壁行间断缝合。

(8)脾肾静脉吻合完成后再测门静脉压力,以记录分流效果。

(9)检查无出血后,用生理盐水冲洗腹腔,膈下放置引流管另戳口引出,分层关腹。

2. 远端脾肾静脉分流术(Warren 术)

(1)选用气管内插管全身麻醉为宜。

(2)采用左肋缘下切口或"7"字切口(自剑突下沿左肋缘下切口,至腹直肌外缘折向下至脐水平)更便于脾肾静脉分流术的操作。

(3)进入腹腔后全面探查肝、脾情况并测定门静脉压力。有条件者可行术中门静脉造影术以了解门静脉及其侧支情况。

（4）在胰尾处将脾静脉和脾动脉游离，环套止血带，防止出血。

（5）游离胰腺上下缘及背侧，将胰腺向上翻起，暴露其后壁的脾静脉。切开脾静脉表面处的胰腺被膜，结扎切断与胰腺之间的细小静脉分支，将胰腺内走行的脾静脉完全游离，近端至脾静脉与肠系膜下静脉汇合处，远端至脾门。

（6）将脾静脉距肠系膜下静脉 0.5～1.0cm 处切断，结扎或缝合闭合肠系膜上静脉侧的断端，用血管夹阻断脾静脉的近端。

（7）切开脾结肠韧带，暴露左肾静脉，结扎左肾上腺静脉。用心耳钳阻断肾静脉的前侧壁，根据脾静脉的直径鱼口状剪开肾静脉的前侧壁，将脾静脉与肾静脉端侧吻合：Prolene 线连续缝合后壁和间断缝合前壁。

（8）结扎胃冠状静脉和胃网膜静脉而保留胃短血管，同时贯穿缝扎胃底壁内的血管（进针深度为胃壁的肌层和黏膜下层，不穿过黏膜层）。

（9）脾肾静脉吻合完成后再测门静脉压力，以记录分流效果。

（10）检查无出血后，用生理盐水冲洗腹腔，膈下放置引流管另戳口引出，分层关腹。

【注意事项】

1. 患儿有食管静脉曲张者术前不安置胃管。

2. 近端脾肾静脉分流术时切脾时应尽量靠近脾门，以保留较长的脾静脉和其分叉，便于吻合。

3. 游离脾静脉时应在脾静脉充盈状态下进行，来自胰腺的小静脉要一一结扎，切忌撕破出血。

4. 术后取平卧位或头高平卧位（床头抬高 15°～20°），切忌躁动。

5. 术后 1 周内每天测定血红蛋白、红细胞、白细胞和血小板的变化，采用 B 超检测脾静脉的通畅情况。

6. 密切观察生命体征变化，记录腹腔引流液的量及性质。

7. 如分流术失败可行贲门周围血管离断术。

8. 须注意术后腹腔内出血、膈下感染、肝性脑病及术后消化道再出血等并发症。

二、脾腔静脉分流术

【适应证】

脾腔静脉分流术的手术适应证、术前准备等均与脾肾静脉分流术相同。有的患儿因肾静脉畸形、一侧肾缺如等不适合脾肾静脉分流术时可选用脾腔静脉分流术。

【禁忌证】

同本节的"脾肾静脉分流术"。

【操作方法及程序】

1. 切脾、游离脾静脉等步骤与脾肾静脉分流术相同。

2. 游离脾静脉达 3cm 后，沿胰腺上下缘切开后腹膜使胰腺体尾部自腹膜后游离。

3. 提起横结肠系膜，剪开屈氏韧带（Treitz 韧带），在十二指肠空肠曲的左侧剪开后腹膜，将十二指肠空肠曲推向右侧，暴露腹主动脉。

4. 沿腹主动脉右侧游离下腔静脉，遇有腰静脉障碍时应一一结扎切断。

5. 将游离好的胰腺及脾静脉向下折曲通过横结肠系膜与下腔静脉接近，进行端侧吻合。

6. 其他处理与"脾肾静脉分流术"相同。

【注意事项】

同"脾肾静脉分流术"。

三、肠系膜上静脉下腔静脉分流术(肠-腔分流术)

【适应证】

1. 门静脉高压症患儿有食管静脉曲张破裂出血反复发作者。

2. 一般状况良好,肝功能符合 Child 分级 A、B 级或中华医学会外科分会门静脉高压症肝功能分级 I、II 级者。

3. 患儿年龄小,脾静脉细或有畸形、脾脏已切除、门静脉有血栓形成不适合行脾肾静脉分流术者。

【禁忌证】

1. 急性出血期间应积极采用非手术治疗控制出血,不宜做肠-腔分流术。

2. 一般情况差,肝功能不良,有低蛋白、腹水、黄疸者。

【操作方法及程序】

1. 患儿取仰卧位,采用气管内插管全身麻醉。

2. 右侧腹直肌切口。进腹后沿结肠中动脉触到肠系膜上动脉,在其上方横结肠系膜根部做横切口,暴露肠系膜上动脉,于其右侧找到肠系膜上静脉,细心游离其长度达 3~4cm。

3. 沿升结肠沟剪开侧腹膜,将升结肠及盲肠游离并推向左侧,显露下腔静脉及髂总静脉,切断腰静脉及右侧精索静脉后,将下腔静脉及右髂总静脉游离。

4. 测量自十二指肠 2、3 段交界处下腔静脉左缘至肠系膜上静脉的长度。按其长度确定十二指肠 2、3 段交界处到下腔静脉远端的位置,即为离断下腔静脉或髂总静脉的位置。选定位置后用血管钳夹住阻断下腔静脉,用心耳钳夹住测量好的远端静脉的欲离断处的远端,紧贴心耳钳切断门静脉或髂总静脉。

5. 用细丝线连续缝合关闭远端下腔静脉或髂总静脉。

6. 将下腔静脉(髂总静脉)断端折曲与肠系膜上静脉接近,行下腔静脉(髂总静脉)与肠系膜上静脉端侧吻合。

7. 腹膜后放置引流管另行戳口引出,逐层关腹,术毕。

【注意事项】

1. 游离下腔静脉时应注意勿损伤输尿管。

2. 部分阻断下腔静脉后回心血量减少,应特别注意血压变化,随时调整输液量及输液速度。

3. 游离肠系膜上静脉时注意腹膜后淋巴管损伤,应随时结扎,以防术后发生乳糜腹。

4. 术后应抬高下肢,下床活动时应用弹力绷带加压包扎,防止或减少下肢水肿的发生。水肿的发生轻重程度因人而异。有的可延续数月,但最终可因侧支代偿而水肿消失。

5. 肠-腔静脉分流术的分流量较大,术后可能发生肝性脑病。多数在术后 15~20 天发生,应及时予以处理。

6. 术后忌食坚硬、带刺、粗糙食物和水杨酸类药物,以防损伤张力已减低的曲张食管静脉,造成再出血。

四、肠腔 H 型分流术

肠腔 H 型分流术也是肠-腔分流术的一种方式,即在下腔静脉与肠系膜上静脉间置一管道,使压力高的门静脉系统血液经管道流入下腔静脉而达到门静脉压力减低的目的。间置管道可用自体颈内静脉、大隐静脉或脾静脉等。用人造血管术后血栓发生率高,目前已基本不用。

【适应证】

同"肠-腔分流术"。

【禁忌证】

同"肠-腔分流术"。

【操作方法及程序】

手术操作步骤与肠-腔分流术不同之处为:

1. 在分离下腔静脉与肠系膜上静脉后,测量两静脉间距离。选择合适口径的间置管道。小儿一般口径在 1cm 左右,其长度与两静脉间距离相等,截取后备用。如取自体颈内静脉或大隐静脉须同时准备好手术野,根据需要截取静脉。

2. 用心耳钳夹肠系膜上静脉外侧壁周径 2/3,切开静脉壁。切口长度与间置管口径相等。用小圆针细丝线分别做前、后壁外翻缝合,完成吻合。

3. 用同样方法将间置管另一端与腔静脉内侧壁吻合。在收紧前壁缝线的最后 2 针前开放肠系膜上静脉的心耳钳,使可能发生的血栓与血液一同排出,然后收紧缝线,确认无漏血后开放下腔静脉的心耳钳,完成手术。

【注意事项】

本手术的注意事项与术后处理同"肠-腔分流术"。

五、经颈静脉肝内门体分流

【适应证】

1. 门静脉高压症患儿有食管、胃静脉曲张破裂出血反复发作者。

2. 对于门脉高压出现肝硬化顽固性或复发性腹水,或合并肝性胸水、肝肾综合征的患儿。

3. 布加综合征。

【禁忌证】

1. 充血性心力衰竭或重度瓣膜性心功能不全。

2. 难以控制的全身感染或炎症。

3. Child 评分>13 分或者终末期肝病评分>18 分。

4. 重度肺动脉高压。

5. 严重肾功能不全(肝源性肾功能不全除外)。

6. 快速进展的肝衰竭。

7. 肝脏弥漫性恶性肿瘤。

8. 对比剂过敏。

【操作方法及程序】

1. 麻醉 取平卧位,建议应用气管内插管全身麻醉,大年龄患儿可试行局部麻醉。

2. 门静脉显像 为了增加门静脉穿刺导向性,可先行肠系膜上动脉或脾动脉延时曝光间接门静脉造影显示门静脉。

3. 颈内静脉穿刺 超声引导下经颈内静脉穿刺,穿刺成功后将导丝送入下腔静脉,并沿导丝送入鞘管。

4. 肝静脉插管 调整导丝进入所选肝静脉并进行肝静脉造影,了解下腔静脉肝静脉开口位置及解剖特点。测量肝静脉压力。选择合适的直径超过 1.0cm 的肝静脉作为门静脉穿刺入路,要求肝静脉其主干位于门静脉左或右支后上方 1.5~3.0cm,并在水平面上与门静脉形成 20°~60°角。首选肝右静脉。

5. 门静脉穿刺 穿刺针到达预定的肝静脉后,嘱患儿屏气,在透视下调整穿刺针在肝静脉的深度和角度,然后顺势穿入肝实质 3.0~5.0cm,穿刺有突破感,停止后稳持导管鞘,用注射器一边负压抽吸一边后撤穿刺针外套管。如顺利抽到回血,立即在透视下注入对比剂,以证实是否穿入门静脉。若不成功,则应根据患儿具体情况,调整穿刺深度及角度进行下一轮穿刺。数次穿刺不能抽到回血时可采用一边回撤穿刺针一边推注少量对比剂的方法,因为穿刺到门静脉小分支时可能抽不到回血,但可注射显影,此时可辨认门静脉穿刺点与穿刺针的关系,有时也可以插送导丝进入门静脉。

6. 门脉造影及压力测定 肝静脉穿刺门静脉成功后,将造影导管引至脾静脉或肠系膜上动脉进行造影,并测定门静脉压力和下腔静脉压力。

7. 球囊导管扩张及腔内支架植入术 沿导丝送入球囊导管管并扩张穿刺道,通常采用 6.0~8.0mm 球囊。结合球囊扩张时的切迹及血管造影结果选择合适的血管内支架,定位后释放。

【注意事项】

1. 应在术后 1 周及 1、3、6 个月复查彩色多普勒超声评估分流道情况,此后每半年复查 1 次。

2. 随访过程中再次出现门静脉高压症状,如复发性腹水、静脉曲张出血,提示分流道再狭窄可能,需对分流道进一步评估。

3. 术后建议重症监护。术后管理内容主要为维持生命体征稳定,评估出血是否控制,检测肝、肾、心、肺等脏器功能及预防肝性脑病的发生。

六、肠系膜上静脉门静脉左支分流术(mos-REX 手术)

【适应证】

该术仅适用于肝内门静脉左支通畅、肝脏正常的 EHPVO(门静脉海绵样)变患儿。

【禁忌证】

1. 肝脏合并其他疾病,如肝脏纤维化、硬化或肿瘤。

2. 术前超声或造影检查提示肝内门静脉阻塞。

3. 术前超声或造影检查无合适的肠系膜上静脉。

4. 术前凝血功能异常,伴有遗传性高凝状态等情况。

【操作方法及程序】

1. 患儿取仰卧位,多采用气管内插管全身麻醉。

2. 经股静脉或颈内静脉穿刺置管,导管进入左肝静脉,高压注射器注入76%泛影葡胺,使肝内门静脉系统显影。

3. 取上腹正中纵行切口,从剑突至脐下,探查肝、脾及门静脉系统曲张静脉情况。

4. 解剖肝圆韧带,游离肝圆韧带达门静脉左支矢状部远端,在其内、外两侧分别显露Ⅳ段前支和Ⅲ段支的汇合部,继续沿矢状部两侧游离至Ⅱ段支汇合部,如此显露门静脉左支3~4cm一段。

5. 打开胃结肠韧带,在结肠中静脉根部分离找到肠系膜上静脉,游离出约3cm备用。

6. 一般取颈内静脉作为移植物。取左侧颈部上下两个横切口,游离颈内静脉,结扎颈内静脉的属支2~3支,切取颈内静脉7~9cm。

7. 将移植物经胃窦前方或后方,穿过横结肠系膜裂孔与肠系膜上静脉作端侧吻合。

8. 查无活动性出血后逐层关腹,不放置引流。

【注意事项】

1. 术后给予输液、抗感染、预防血栓形成等治疗,可使用普通肝素,使活化凝血时间维持在170~190秒,连用3天,之后改为低分子肝素50~100U/kg,皮下注射,连用5天,之后开始口服潘生丁3~5mg/（kg·d）,分3次口服,维持至术后6个月。

2. 术后规律随访。随访内容包括症状、体征、血常规、肝功能、凝血功能;超声检查门静脉系统血管及搭桥血管的直径及血流、肝脏、脾脏大小;术后半年复查胃镜,必要时查门静脉系统增强CT及门静脉系统血管重建等。

3. 通畅的门静脉左支是实施手术的必要条件,如果门静脉左支发育不良、闭锁则不能完成Rex手术。

七、贲门周围血管离断术

【适应证】

1. 门静脉高压症患儿有食管静脉曲张破裂反复出血者。

2. 脾切除术后、分流术后再出血者。

3. 准备行脾肾分流术术中失败者。

4. 急性大出血经各种非手术治疗无效,在及时补足血容量的同时行急症贲门周围血管离断术。

【禁忌证】

1. 患儿一般情况差,特别是合并腹水、黄疸或已有肝性脑病表现者。

2. 急性大出血期间,未经非手术治疗,血容量不足且有水电解质失衡者。

【操作方法及程序】

1. 患儿取平卧位,应用气管内插管全身麻醉。

2. 做左上腹肋缘下斜切口。脾已切除者可采用左上腹直肌切口。

3. 按脾切除操作切除脾脏后,胃短静脉已离断。将胃体拉向右上方,在胃后胰腺上缘可见胃胰皱襞,冠状静脉即走行其中,分离冠状静脉后结扎、切断。

4. 结扎、切断胃冠状静脉胃支,该支沿胃小弯伴胃右动脉走行。在助手的帮助下,向左下方牵拉胃大弯,使小弯侧紧张。术者沿小弯侧垂直部边缘紧靠胃壁分。离小网膜前层即可显露胃支和食管支,一般为3~4支,分别予以结扎、切断。

5. 结扎、切断高位食管支。高位食管支位置较高且隐蔽,应先切开食管前壁浆膜层,游离食管,用纱布带将食管拉向左侧。用手指沿食管右侧分离,即可显露高位食管支。高位食管支一般距贲门右侧2~3cm,肝左外侧叶底面水平,向上向前走行于贲门上方3~4cm或更高进入肌层,游离结扎后切断。

6. 最后将胃底向上向右侧拉,见到曲张的胃后及膈下静脉均分别予以结扎、切断。

7. 检查无出血后,冲洗腹腔,膈下放置引流管另行引出。

【注意事项】

1. 二次手术患儿腹腔内均有不同程度的粘连,游离胃大、小弯侧时应紧贴胃壁向贲门和食管游离,注意勿损伤胃壁。

2. 贲门周围血管离断术要求离断来自食管、贲门周围的各条静脉。在门静脉高压症患儿这些静脉均有不同程度的扩张、纡曲,且静脉壁薄,加上这种患儿由于门脉压高,腹膜后多水肿,在分离静脉时易损伤静脉而造成出血或局部大血肿。因此,分离静脉时应特别注意。

3. 在结扎胃冠状静脉食管支和胃支时,特别是二次手术粘连严重时应特别注意迷走神经损伤。双侧迷走神经损伤时应同时做幽门成形术,以防术后胃排空障碍。

4. 术后应避免食用硬、带刺、粗糙食物和非甾体抗炎药物,以防损伤食管、胃底部张力已减低的曲张血管而造成再次出血。

第十六节　先天性胆管扩张症

一、胆总管囊肿切除胆道重建术

【适应证】

先天性胆总管囊肿是先天性胆管发育异常,多伴有胰胆管合流异常。在儿童期即引起胆管炎、胰腺炎、胆道穿孔、腹膜炎及肝硬化等病变,一经确诊应及时手术治疗。囊肿切除胆道重建术为最常用的手术方法。其中囊肿切除、肝总管空肠Roux-Y吻合术是治疗Ⅰ型和Ⅱ型胆管扩张症的首选方式,近年来也逐渐开展腹腔镜完成此手术。

【禁忌证】

因严重胆道感染、黄疸、肝功能严重受损、术中出血剧烈、囊肿极度脆弱难以剥离、囊肿穿孔和胆汁性腹膜炎而不能耐受复杂手术者,不宜做该手术。

【术前准备】

1. 患儿全身状态较好,无并发症时,不必做特殊准备即可施行手术。

2. 术前常规检查血常规、肝肾功能、凝血功能、血清及尿淀粉酶。

3. 出现贫血或低蛋白血症者,术前应予纠正。有黄疸、肝功能和凝血功能受损者,应给予维生素K及保肝治疗。

4. 术日晨禁食,置胃肠减压管,并灌肠。

5. 胆总管囊肿伴有轻度感染时,用广谱抗生素控制后1~2周,即可行该手术。如感染和梗阻症状不能控制,应视病情不失时机地施行该手术或做囊肿引流术。

【操作方法及程序】

1. 开腹囊肿切除、肝管空肠 Roux-Y 吻合术

(1)多选用气管内插管麻醉,取仰卧位,右季肋区垫高。

(2)做右上腹横切口或肋缘下斜切口。

(3)探查囊肿、肝脏,抽取胆汁测淀粉酶,并做细菌培养,可做肝活检。

(4)切除胆囊和囊肿。显露囊肿,在十二指肠上缘处穿刺确认囊肿后切开,吸出胆汁,探查胆囊、左肝管、右肝管及胆总管远端开口位置与直径。根据囊肿水肿和出血情况,沿囊壁全层或内层剥离,剥离面妥善止血。先剥离前壁,然后继续向侧壁和后壁剥离,直至囊肿的一周均游离。显露胰头后方的胆总管远端狭窄部,从囊腔内插入探针或探条,了解狭窄段的长度和直径。可行术中造影,显示胰胆管合流情况。游离近狭窄部后将其切断,缝闭断端。继续剥离囊肿上部,在左、右肝管汇合处下方切断肝总管,将囊肿和胆囊一并切除。

(5)胆道重建。于屈氏韧带(Treitz 韧带)下 15~20cm 处切断空肠,升支从横结肠后引至肝下。用可吸收缝线行肝总管与空肠端端或端侧吻合。在距肝总管空肠吻合口 25~30cm 处,空肠与近端肠段行端侧吻合。

(6)关闭系膜裂口,制作防反流装置。将空肠与结肠系膜裂口缝合数针,并缝合闭锁空肠系膜游离缘,防止发生内疝。为防止术后反流,可做各种抗反流装置,例如将空肠吻合口近端的 5cm 相邻肠壁做矩形瓣防反流。

(7)关腹、放置腹腔引流管。胆道重建完成后,彻底冲洗腹腔,逐层关腹,于网膜孔置引流管经腹壁戳孔引出。

2. 腹腔镜囊肿切除、肝管空肠 Roux-Y 吻合术

(1)多选用气管内插管麻醉,取仰卧位,头稍抬高,监视器放于患儿头侧,术者站于右侧,助手站于左侧。

(2)Trocar 放置。首先在脐部横行切开腹壁 5mm 或 10mm 长,开放式置入 Trocar,形成腹压 10~12mmHg,然后分别于右上腹腋前线的肋缘下,右脐旁腹直肌外缘处和左上腹直肌外缘下,置入 3 个 5mm Trocar。术中为了全面立体地了解术野解剖情况,有必要从各个 Trocar 置入镜头,从不同的角度观察胆总管与周围组织的相互关系。

(3)胆道造影:在腹腔镜监视下,经右上腹穿刺孔置入弯钳,将胆囊底提出至腹壁外置管,根据囊肿的大小注入 38% 泛影葡胺,透视下行胆道造影,准确了解胆道系统和胰管系统的解剖。

(4)牵引线分别悬吊肝圆韧带及胆囊床,向上提拉肝脏,暴露肝门。

(5)游离切除胆囊。

(6)游离切除囊肿:囊肿型游离的顺序为右前外侧壁开始,逐渐向远端游离至与共同管的交界部,横断变细狭窄的远端,然后向头侧提起远端游离后壁至近端正常肝总管水平;梭型囊肿游离的顺序为胆总管右前壁开始,在胆总管的前壁中部横行切开,放大视野下横断后壁,提起远端囊肿壁,由近端向远端环周游离至胆总管接近胰管的汇合处,在胆总管远端近胰管的变细处用 Hemo-lock 夹闭或 5-0 可吸收线结扎横断。在离断囊肿近端前,先切开囊肿前壁,从内部观察明确没有迷走胆管开口后,在近端较正常肝总管水平横断切除。

(7)空肠 Roux-Y 吻合:助手向头侧牵拉横结肠,术者用抓钳提起距 Treitz 韧带 15cm 处空肠,稍扩大脐部切口至 1.5cm 左右,将空肠随 Trocar 一并从中提出腹壁外。与常规开腹手

术方法相同,距 Treirz 韧带 15cm 横断空肠,封闭远端肠腔,将近端与远侧 25cm 处空肠行端侧吻合,并做矩形瓣,然后把肠管送回腹腔。

(8)结肠后隧道形成:用电切松解肝结肠韧带,切开结肠中动脉右侧无血管区的横结肠系膜,分离成直径 3cm 隧道。

(9)肝管空肠端侧吻合:腹腔镜监视下,把肝支空肠祥经结肠后隧道上提至肝下。根据肝总管的直径,切开空肠端系膜对侧肠壁。用 5-0 可吸收缝线,首先把 3 点处肝管与肠管切口的内侧角相缝合,然后借用此线,把肝管的后壁与肠管的后壁连续吻合,再用另一针线从近 3 点处开始把肝管的前壁与肠管的前壁相吻合,在吻合的外角处与前缝线汇合,打结。吻合针距 0.2cm,边距 0.2cm。

(10)固定上提的肝支空肠祥,并关闭系膜裂孔。

(11)引流放置:彻底冲洗腹腔,最后从右侧腹 Trocar 孔导入一枚引流管于网膜孔处。

(12)关腹:逐渐减低腹腔压力,无出血后全部放出腹腔气体,去除 Trocar,缝合切口。

【术后处理】

1. 术后禁食,持续胃肠减压,待肠蠕动恢复后停止胃肠减压,术后 72 小时可开始给流质饮食,4~5 天后可进半流质饮食。

2. 每天观察腹腔引流液性质与量,如无特殊,可在术后 3~5 天拔出引流管。如有少量胆汁漏出,应适当延长腹腔引流管的留置时间。

3. 术后继续应用广谱抗生素控制感染。有肝脏损害者应行保肝治疗,给予维生素 B、维生素 C、维生素 K 等。

4. 如出现上腹痛、发热、黄疸等症状,多为食物反流及胆管上行感染所致,应禁食,联合运用广谱抗生素,辅以消炎利胆的中药制剂。

【注意事项】

1. 应在剥离胆囊、胆总管囊肿前抽取胆汁送各项检查,以免混有血液,影响检测结果。

2. 剥离囊肿时,应根据具体情况正确选择剥离平面,以减少出血、避免损伤。剥离囊肿后内侧壁时,尤其应避免损伤门静脉。剥离面应妥善止血。

3. 游离切断胆总管远端时,应仔细辨认有无胰管开口,以免误伤。

4. 肝总管空肠 Roux-Y 吻合术的空肠升(肝)支要有足够长度,可减少食物的反流。应注意空肠升支的血供,与肝总管的吻合不应有张力。

5. 如肝总管有狭窄环,应在与空肠吻合前行肝总管成形,消除狭窄。

6. 如肝总管扩张不明显,但经造影和胆汁淀粉酶测定证实伴有胰胆合流异常,结合临床上反复出现胆道感染或胰腺炎症状,亦应手术,以达到胰、胆分流的目的。

7. 为防止肝总管空肠吻合术后发生胆瘘,可在吻合口内置外引流管。术后 2 周,经引流管行胆道造影后即可拔出。

8. 术中与术后并发症有出血、吻合口瘘形成胆瘘或肠瘘、粘连性肠梗阻、上行性胆管炎、吻合口狭窄、肝内胆管扩张、肝内结石、癌变及胰腺疾病等。

二、胆总管囊肿引流术

囊肿引流术包括胆总管囊肿造口术(即外引流术)和囊肿、肠道吻合术(即内引流术)。当病情及其危急时,应选用囊肿造口术。

【适应证】

先天性胆总管囊肿因严重胆道感染、黄疸、肝功能严重受损、术中出血剧烈、囊肿极度脆弱难以剥离、囊肿穿孔和胆汁性腹膜炎而不能耐受复杂手术者,采用该术作为过渡性手术。条件具备时应行二期根治性囊肿切除胆肠吻合术。

【禁忌证】

胆总管囊肿患儿一般情况良好、能承受较复杂的手术者不采用该类手术。

【术前准备】

1. 术前常规准备同囊肿切除、胆道重建术。

2. 应积极输液、输血浆,抗感染,纠正休克和酸碱平衡失调,以保证手术的安全实施。

【操作方法与程序】

1. 麻醉、体位和切口的选择同囊肿切除、胆道重建术。

2. 探查囊肿、肝脏,抽取胆汁测淀粉酶,并做细菌培养。

3. 选择囊肿造口术时,造口位置应在囊肿外侧中下部,腔内置入蕈状导尿管后双重荷包缝合或结节缝合闭锁瘘口,于腹壁另戳孔引出。部分囊肿穿孔伴胆汁性腹膜炎的患儿,由于局部炎症水肿剧烈,而胆管扩张并不明显,常致囊肿暴露困难。此时不必强求将蕈状管置于囊腔内,可将引流管置于肝门部胆汁外漏处,也可加做胆囊造口。

4. 选择囊肿、肠道吻合术时,可行囊肿-十二指肠吻合术。于囊肿的低位切开,纵行切开十二指肠降部,做宽大的吻合,于网膜孔另置引流物经腹壁戳孔引出。也可行囊肿-空肠 Roux-Y 吻合术,该术式操作虽然较复杂,但以后做二期根治性手术时较为方便。其操作方法可参考囊肿切除、肝总管空肠 Roux-Y 吻合术,但吻合口宜宽大,以利引流。

【术后处理】

1. 术后一般处理见囊肿切除、胆道重建术。

2. 胆总管囊肿造口后,如有大量胆汁流失,导致电解质紊乱,可将胆汁收集,经无菌处理后口服。

3. 患儿全身及局部炎症消退后,可在 1~3 个月内行二期囊肿切除、胆道重建术。

【注意事项】

1. 术中不宜做过多的剥离操作,以免给二期根治性手术造成更大的困难。

2. 引流切口位置的选择,应以囊肿的中下部为宜,如太高易残留无效腔,过低则距离远端狭窄段太近,不利二期囊肿切除术时正确处理狭窄段。

3. 如囊壁过厚,做内引流时应切除部分囊壁,使切口呈梭形,以防吻合口狭窄。如囊壁水肿脆弱,为防止术后吻合口水肿和渗漏,可加做暂时性外引流,术后还可利用外引流管做胆管造影。

4. 造瘘管应牢固缝合,防止脱离。

5. 术中与术后并发症同囊肿切除、肝管空肠 Roux-Y 吻合术。

第三章 小儿泌尿外科疾病

第一节 肾盂输尿管连接部梗阻肾积水

一、开放离断性肾盂成形术

【适应证】

1. 存在肾积水相关临床症状(疼痛、泌尿系感染)。

2. 初次评价肾积水分肾功能小于35%～40%,并且$T_{1/2}>20$分钟。

3. 梗阻性肾图且分肾功能大于40%者,行系列超声随访,如果积水加重、积水持续并伴有肾实质变薄、复查肾核素显像、分肾功能下降大于5%～10%。

4. 严重双侧肾积水(SFU3～4级)或孤立肾严重肾积水,需要更积极治疗。

随访肾积水加重的定义:SFU分级升高一级,或者肾盂前后径增加10mm或以上,无急性梗阻的情况下,2～4周复查时仍保持积水加重状态或进一步加重。

【禁忌证】

1. 利尿肾核素显像提示肾脏无功能。

2. 严重泌尿系感染合并脓肾。

3. 凝血障碍、心肺功能不全不适合手术。

【操作方法及程序】

1. 仰卧位,做肋弓下上腹横切口,或肾盂输尿管交界处体表投影腹直肌旁小横切口,或侧卧位患侧肋缘下斜切口。俯卧位,背部横行小切口,适用于病变部定位准确的肾外肾盂小婴儿。沿肌纤维走行方向钝性分离三层腹肌,将腹膜向内推移,切开肾周筋膜,显露出肾下极及肾盂输尿管交界处。如肾积水体积过大显露困难,可穿刺肾盂或肾实质最薄处,抽出尿液,减张后显露出肾下极及肾盂。了解肾积水容积和肾实质厚度、输尿管发育情况,注意寻找有无进入肾下极的迷走血管。

2. 于肾盂上下极、输尿管前壁吊牵引线做标记。游离上段输尿管2～3cm,注意保护输尿管外膜血管,切开肾盂,于输尿管后外侧壁剪开直至过狭窄段后再剪开1～2cm。向远端输尿管内插管注水,了解输尿管远端有无梗阻。

3. 确定手术方式,大多数情况均可完成标准肾盂成形术,如果狭窄段过长,可以向下游离肾脏或采用翻转肾盂瓣修复。

4. 裁剪肾盂,保留距离肾实质1～2cm,注意勿损伤个别情况下延伸到肾实质外的肾盏颈。切除肾盂输尿管连接部及上端狭窄的输尿管。将输尿管与肾盂下极用5-0或6-0可吸收线做间断或连续斜面吻合。注意避免吻合口张力过高,也不要冗长迂曲。

5. 输尿管放支架管,肾盂内放硅胶管做造瘘引流。或者留置双"J"管,上端位于肾盂内,下端位于膀胱内。肾窝处放置烟卷引流,逐层缝合切口。留置双"J"管患儿需要留置尿管。

【并发症】

1. 吻合口漏尿　通常发生在术后 24 小时,少量不需要处理。持续漏尿超过 1 周会导致肾盂输尿管周围纤维化,影响吻合口通畅。需要确定漏尿原因。首先要确定吻合口处引流管是否直接接触吻合口,可以适当拔出;另外需要确定肾盂内造瘘管是否通常,或双"J"管是否有移位及是否通畅,需要相应处理,冲洗造瘘管或调整双"J"管位置。对于没有留置双"J"管的持续漏尿可能为局部吻合口水肿,或血块堵塞导致,需要再次放置双"J"管或行经皮肾造瘘。如果肾盂引流通畅,并且持续渗尿合并感染可行经皮穿刺引流。

2. 肠梗阻　不常出现,可由尿源性囊肿刺激腹膜引起。

3. 恶心、呕吐　由肠梗阻或肾盂扩张引起。

4. 肾盂输尿管连接部再梗阻　拔出双"J"管或输尿管支架管后早期出现梗阻,可能为吻合口周围尿外渗纤维化导致,需要再次留置双"J"管或经皮肾穿刺造瘘。手术留置了造瘘管的患儿可以继续留置造瘘管。远期出现肾盂输尿管连接部再梗阻发生率不足 5%,可能是由于手术过程中未发现压迫吻合口及其远端的异位血管,吻合口扭曲或瘢痕引起,留置支架管和球囊扩张在梗阻早期可能有较高成功率,但在梗阻晚期成功率较低,可以考虑经皮肾穿刺造瘘,3～6 个月后再行肾盂成形术。

5. 肾盂肾炎　肾盂成形术后发生的肾盂肾炎多由于留置肾脏造瘘管或输尿管支架管时间过长导致。急性发热性感染可以静脉应用抗生素。另外需要保证肾脏引流通畅,肾造瘘管没有堵塞及移位。

【注意事项】

1. 手术后禁食、禁水。待肠功能恢复后进食。经静脉给予生理维持量液体。避免给予过多液体使尿外渗增多。

2. 术中留置双"J"管者,建议术后留置尿管 24～48 小时,可以减少尿液反流,降低输尿管及肾盂压力,减轻尿外渗。

3. 术区引流待引流量减少或消失后拔出,一般为术后 2～3 天。

4. 留置输尿管支架管及肾盂造瘘管者,手术后 7 天左右拔出支架管,闭管 24～48 小时如患儿无发热、腰腹痛及尿液外渗,再向肾盂造瘘管内注入亚甲蓝 5ml,尿中有亚甲蓝排出,证明吻合口通畅,可拔出肾盂造瘘管。如果尿中无亚甲蓝排出,有发热、腹痛,说明吻合口不通畅,须开放肾盂造瘘管,待术后 1 个月、3 个月再次做夹管试验,或向肾盂造瘘管缓慢注入少量造影剂,观察吻合口通畅情况。

5. 术后应用抗生素预防感染。留置双"J"管者术后 1～2 个月取出,期间需要口服预防剂量抗生素,每周需要化验尿常规,如出现泌尿系感染改为治疗量抗生素治疗。

二、腹腔镜辅助下肾盂成形术

【适应证】

同开放离断性肾盂成形术。

【禁忌证】

同开放离断性肾盂成形术。另外,腔镜手术也不适合严重心肺疾病不能耐受气腹者。

【操作方法及程序】

1. 麻醉成功后留置气囊尿管,关闭尿管。患者健侧 70°卧位,腰部垫高,消毒铺无菌巾,脐环边缘切口,置入 10mm 或 5mm 抽卡,在上腹部及下腹部置入 3mm 或 5mm 抽卡,建立操作三角,脐部通道置入 5mm 30°镜子,其余两抽卡置入操作器械。经脐单部位方法可在脐环周围开三个切口,置入相应抽卡建立操作通道。经脐单切口方法可以在脐部开口,置入多通道端口做操作通道。

2. 左侧经结肠旁沟途径或肠系膜途径,右侧经结肠旁沟途径打开后腹膜,游离肾盂、肾盂输尿管交接处和近端输尿管。

3. 2-0 可吸收线经腹壁穿入腹腔悬吊肾盂,切除肾盂输尿管连接部及上端狭窄的输尿管。切开输尿管后外侧壁 1.5~2cm,将输尿管与肾盂前壁用 5-0 或 6-0 可吸收线做间断或连续斜面吻合,留置双"J"管,见双"J"管近端侧孔有尿液渗出说明远端已留置于膀胱内,打开尿管,吻合输尿管及肾盂后壁,缝合肾盂。关闭后腹膜。用吸引器吸净术区和腹腔内渗出尿液及血液。

4. 退出操作器械及抽卡,5mm 以上抽卡处切口需要关闭腹膜,5mm 以下切口缝合皮下,组织胶水黏合切口。可以不常规留置腹腔引流管。

【并发症】

术中并发症包括肾下极血管结扎、针头丢失、高钾血症、支架断裂、肠损伤和切口出血。医源性膀胱输尿管交界处损伤,特别对于小婴儿,如果术中顺行置入双"J"管困难,要避免暴力置入,容易导致医源性损伤输尿管膀胱壁内段,导致输尿管末端狭窄。可以试行膀胱镜逆行置入双"J"管。

术后并发症包括吻合口漏尿、血肿、结肠损伤、结石形成和吻合口再狭窄。

【注意事项】

1. 手术后禁食、禁水。待肠功能恢复后进食。经静脉给予生理维持量液体。避免给予过多液体使尿外渗增多。

2. 术后留置尿管,可以减少尿液反流,降低输尿管及肾盂压力减轻尿外渗,24~48 小时拔出。

3. 如果留置了腹腔引流管,待引流量减少或消失后拔出引流管,一般为术后 2~3 天。

4. 术后应用抗生素预防感染。留置双"J"管者术后 4~8 周取出,期间需要口服预防剂量抗生素,每周需要化验尿常规,如出现泌尿系感染改为治疗量抗生素治疗。

第二节　肾母细胞瘤

根治性肾脏切除术

【适应证】

单侧肾母细胞瘤,对侧肾脏正常,不合并 Denys-Drash 综合征、Frasier 综合征等。

【禁忌证】

孤立肾肾母细胞瘤。

【操作方法及程序】

1. 平卧位,上腹部垫高,上腹横切口(经常超过中线),进入腹腔。切口要足够大,避免挤压肿瘤。

2. 探查肿物情况及活动度,同时探查腹腔内有无转移瘤。如术前影像检查显示对侧肾脏正常,则不需要探查对侧肾脏。

3. 切开结肠外后腹膜,将结肠翻向内侧。如肿瘤浸润结肠与系膜,须切除病变处。

4. 可能时先暴露肾蒂、主动脉、腔静脉。结扎肾蒂后切除肾脏。如不易暴露肾蒂则沿肾被膜从外、上、下、前、后向内分离至肾蒂。切断肾蒂,缝扎断端。结扎肾蒂血管时,结扎者与肾蒂钳开放者动作要协调,以免肾蒂滑脱出血。

5. 游离切断输尿管,切除肾脏。需要用钛夹标记怀疑有肿瘤残余的瘤床边缘和残留的肿瘤。

6. 术中仔细探查肾门、腹主动脉旁及对侧肾门周围淋巴结,即使不怀疑淋巴结有问题,术中也必须行淋巴结活检,淋巴结活检数量应≥7枚,但不需要行根治性淋巴结清除。

7. 肾静脉内的短瘤栓可以同肾静脉一同切除,肝静脉水平以下的腔静脉瘤栓通过腔静脉切口取栓,术中暂时阻断下腔静脉远近端和对侧肾静脉,切开血管壁切除瘤栓。肝静脉水平以上的瘤栓需要体外循环。

8. 如果可以保证肿瘤和肾上腺之间切缘安全,可以保留肾上腺,若二者之间界限不清,可以切除受累肾上腺。

【并发症】

1. 大出血 肾蒂血管滑脱,下腔静脉撕裂伤,异位血管损伤均可引起大出血。若出现大出血,术者应镇静沉着,切忌盲目在血泊中乱夹乱钳,应迅速用手指向脊柱压迫止血。做好安排,包括备血、术者分工、灯光、必要的手术器械。然后撤出手指,在直视下准确地用血管钳止血,予以缝扎。

2. 肠管损伤 应清楚暴露创口,即刻修复。

3. 肝脏及脾脏损伤 游离粘连严重的肾脏,或因拉钩用力过大,均可将肝及脾撕裂,应清楚暴露创口,即刻修复。

【注意事项】

1. 手术后禁食、禁水。经静脉给予生理维持量液体。待肠功能恢复后进食。

2. 抗生素预防感染。

3. 孤立肾的肾母细胞瘤、同时发生的双侧肾母细胞瘤、合并 Denys-Drash,Frasier 等综合征的肾母细胞瘤,肝静脉水平以上的下腔静脉瘤栓、肿瘤侵及周围器官(如脾、胰腺或结肠,但不包括肾上腺),需要切除其他器官才能切除肾肿瘤,不能手术的肾母细胞瘤,广泛的肺转移导致的肺部损害,建议术前化疗。对于术前考虑肿瘤破裂且生命体征平稳的病例也建议术前化疗。

4. 术后按照病理类型、肿瘤临床分期进行放化疗并定期复查。

第三节　重复肾合并上半肾输尿管
开口异位或输尿管末端膨出

一、上半肾切除术

【适应证】

重复肾合并上半肾输尿管开口异位、输尿管膨出，有正常排尿及持续滴尿、排尿困难、反复泌尿系感染等症状，而上半肾功能严重丧失者。

【禁忌证】

重复肾下半肾发育不良、肾功能差不能保留肾脏者，应做肾切除术，而不是半肾切除术。

【操作方法及程序】

1. 上腹肋弓下横切口，腹膜外入路显露肾脏。了解重复肾的上下半肾解剖关系、肾脏发育及上半肾的血液供应情况。

2. 于肾下极分离出输尿管。两根输尿管位于同一包鞘内，扩张者为病变输尿管。如果输尿管扩张不明显，需要结合探察上半肾情况确定上肾输尿管。切断上半肾输尿管，分别分离输尿管远近端。

3. 仔细辨认结扎供应上半肾的血管。将输尿管经肾蒂后方倒提至肾上方。切开肾上极被膜，向两侧分离并保留上肾部分肾被膜。用电刀切除上半肾，保留的下半肾断面用 2-0、3-0 肠线或可吸收合成缝线褥式缝合止血。缝合肾被膜覆盖创面。

4. 分离远端上半肾输尿管至切口所能及处切断、结扎。

【并发症】

1. 下肾血管损伤导致下肾功能损伤或丧失。

2. 输尿管残端反复感染。

3. 如合并输尿管末端膨出，术后可能出现下肾或对侧肾脏反流。残余输尿管末端膨出可能引起膀胱出口梗阻。

【注意事项】

1. 游离、切断上半肾血管时注意仔细辨认供应下半肾的血管，予以保留。

2. 游离、切断上半肾输尿管时注意保护下半肾输尿管。

3. 对于重复肾合并上半肾输尿管膨出者，半肾切除术后仍有 20% 患儿有症状，需要处理输尿管残端或新发反流。

二、输尿管膀胱共鞘移植术

【适应证】

重复肾，上肾单位有功能，下位肾膀胱输尿管反流，年长儿（年龄大于 6 个月）。

【操作方法及程序】

1. 下腹横纹切口，切开皮肤、皮下、腹直肌前鞘，腹部正中钝性分开腹直肌，向上推开腹膜，暴露膀胱。

2. 膀胱正中切开膀胱前壁，暴露膀胱三角区。分别向正常、异常输尿管口内，插入输尿管导管做标记。于重肾上、下肾输尿管开口两侧悬吊牵引线,切开双输尿管开口周围膀胱黏膜,共同游离上、下肾输尿管直至膀胱壁外,松解输尿管迂曲,至可将输尿管无张力牵拉至膀胱内。

3. 修剪输尿管末端,如上肾或下肾输尿管明显增粗,需要行输尿管裁剪,在共同壁对侧裁剪,保留共同壁处输尿管血液循环。于三角区头侧做横向推进黏膜下隧道,长约 3cm,直达对侧输尿管口外上方,切开此处膀胱黏膜。将输尿管经该隧道穿过,与膀胱黏膜吻合形成新的输尿管口。

4. 合并输尿管末端膨出者,需要在输尿管膨出基底和膀胱壁交界处切除输尿管膨出,共鞘游离上、下肾输尿管。注意如果膨出延伸至尿道,需要切开膀胱前壁近膀胱颈,切除延伸至尿道的输尿管膨出,以防残留术后形成活瓣导致排尿梗阻。如果膨出过大,需要修补缝合薄弱的逼尿肌。

5. 输尿管内放置支架管。支架管放置顺利表示置入的输尿管无成角或扭曲。5-0 可吸收线关闭原输尿管口处的肌层及黏膜,防止术后形成膀胱憩室。留置尿管,关闭膀胱。耻骨后放引流管引流。

【并发症】

1. 较常见的并发症是吻合口狭窄、膀胱输尿管反流。

2. 合并输尿管末端膨出,如果有残余膨出组织,可能引起膀胱出口梗阻。

【注意事项】

1. 抗生素预防感染。

2. 用抗胆碱药解除膀胱刺激症状。

3. 手术成功率达 90% 以上。术中如果输尿管严重扩张,可行输尿管裁剪或折叠,缩小输尿管口径后做输尿管膀胱再吻合术。

4. 在膀胱内不要分离两条输尿管,这样会破坏输尿管的血液循环。

5. 切除膨出远端时注意不要损伤膀胱颈及外括约肌,如果远端延伸至尿道内需要切除尿道部分膨出,切除的黏膜边缘小心电凝止血。

三、输尿管输尿管吻合术

【适应证】

上肾有功能,无下肾反流的梗阻性输尿管开口异位、输尿管末端膨出。

【操作方法及程序】

1. 对于上肾输尿管开口异位且输尿管无明显扩张者,可以先在膀胱镜下经尿道将支架管或双"J"管置入正常下肾输尿管中,便于术中区分上、下肾输尿管。

2. 下腹横纹切口,在腹膜外暴露重复输尿管远端,在上、下肾输尿管汇合处近端分离两根输尿管。

3. 离断上肾输尿管远端,根据上肾输尿管直径切开下肾输尿管远端 1~2cm,行上肾输尿管与下肾输尿管端侧吻合,吻合口内留置双"J"管一端经下肾输尿管至膀胱内,另一端经吻合口至上肾肾盂。

4. 尽可能多地切除上肾输尿管远端残留输尿管,但注意不要损伤下肾输尿管血液循环。

5. 如果不留置双"J"管或支架管,盆腔可以留置 Penrose 引流管。

【并发症】

1. 吻合口狭窄梗阻。

2. 泌尿系感染。

3. 上肾输尿管残端炎。

4. 部分患儿囊肿萎陷后出现下肾反流或对侧肾脏膀胱输尿管反流。

【注意事项】

1. 抗生素预防感染。留置双"J"管期间预防抗生素治疗。

2. 盆腔引流管尿液漏出停止后,通常是术后 3~5 天拔出,留置的尿管术后 2~3 天拔出。

3. 如果留置了双"J"管,术后 1 个月全麻下膀胱镜取出。

四、输尿管肾盂吻合术

【适应证】

上肾有功能,无下肾反流的梗阻性输尿管开口异位、输尿管末端膨出。下肾有肾外肾盂,且上、下肾无肾盂输尿管交界处狭窄。

【操作方法及程序】

1. 上腹肋弓下横切口,在腹膜外找到重复肾上、下肾盂及输尿管。

2. 离断上肾输尿管远端,根据上肾输尿管直径切开下肾肾盂 1~2cm,行上肾输尿管与下肾肾盂端侧吻合,吻合口内留置双"J"管。

3. 尽可能多地切除上肾远端输尿管,但注意不要损伤下肾输尿管血液循环。

4. 可以不留置双"J"管,吻合口旁留置引流管。

【并发症】

1. 吻合口狭窄梗阻。

2. 上肾输尿管残端残余过多引起反复泌尿系感染。

3. 部分患儿囊肿萎陷后出现下肾反流或对侧反流。

【注意事项】

1. 抗生素预防感染。留置双"J"管期间预防抗生素治疗。

2. 引流管尿液漏出停止后,通常是术后 3~5 天拔出,留置的尿管术后 2~3 天拔出。

3. 如果留置了双"J"管,术后 1 个月全麻下膀胱镜取出。

五、输尿管末端囊肿切开术

【适应证】

1. 单一集合系统膀胱内输尿管膨出合并反复泌尿系感染、结石,重度肾输尿管积水持续加重。

2. 重复肾合并异位输尿管膨出的小婴儿(特别是<6 个月),预防口服抗生素仍然导致反复泌尿系感染,或合并脓毒血症,或输尿管膨出导致膀胱出口梗阻,或严重肾输尿管积水持续加重。

【操作方法及程序】

1. 麻醉后取截石位,在 10%甘露醇冲洗下 Fr7.5 膀胱镜探查膀胱,观察输尿管末端膨出为原位膨出或异位膨出。

2. 对于膀胱内输尿管膨出,用3-F布格比电极、电钩或钬激光,在输尿管膨出前壁最低点切开,异位输尿管膨出需要在延伸入尿道内的膨出最远端和膀胱内各切开一处。如果采用戳孔方法,孔径以Fr3为宜。

3. 为保证充分引流,也可以采用多孔穿刺方法,垂直穿入戳孔,孔径不要过大,两孔之间距离勿过近。

【并发症】

1. 梗阻不缓解。

2. 出现膀胱输尿管反流。

【注意事项】

1. 手术时低压充盈膀胱,充盈大约30%膀胱功能容量。

2. 穿刺时需采用高频电切,不要用电凝,避免切开时输尿管膨出黏膜和壁层分离。

3. 原位输尿管末端膨出内镜穿刺治愈率为70%~80%,而异位输尿管末端膨出术后再手术可能性大。

第四节　重度肾积水或积脓

肾或肾盂造瘘术

【适应证】

1. 严重肾积水或积脓、肾功能严重受损、未能施根治性手术者。

2. 尿路梗阻性无尿、不能耐受复杂手术者。

3. 输尿管或肾脏手术需要同时引流尿液者。

【禁忌证】

非尿路梗阻引起的肾功能不良。

【操作方法及程序】

1. 仰卧位,上腹横切口,腹膜外入路显露肾脏。了解肾盂大小、肾实质厚度、肾窦位置。

2. 如果肾盂较大,切开肾盂,放入蘑菇头管或Foley导尿管。如果肾盂小,经肾盂或肾实质薄弱处放入硅胶Foley导尿管。

3. 可在全麻或局麻下,经超声引导从腰背部穿刺,放入肾造瘘管。

【注意事项】

1. 切开肾造瘘时需要注意止血。

2. 肾造瘘管需要与皮肤固定。

第五节　外伤性肾盂输尿管连接部断裂

肾盂输尿管吻合术

【适应证】

肾脏外伤导致的肾盂输尿管连接部断裂、肾盂输尿管连接部梗阻再次手术等原因致肾盂与输尿管间距离较远,肾内型肾盂或肾盂很小无法行肾盂输尿管吻合。

【禁忌证】

肾实质厚、肾盏小、肾盏有感染者。

【操作方法及程序】

1. 仰卧位,上腹横切口,腹膜外入路显露肾脏。了解肾盂大小、肾实质厚度、肾窦位置及输尿管发育情况。

2. 游离输尿管至近肾窦处切断。于肾下极肾实质最薄弱处切开,保留肾被膜,暴露出下肾盏,游离足够用于缝合的肾下盏或游离出肾盏漏斗部,横行切开,以保证无张力吻合。用牵引线辅助显露及止血。

3. 向远端输尿管内插管注水,了解有无梗阻。如果无梗阻,切开输尿管后外侧壁 1~1.5cm,将输尿管与肾盏用 5-0 或 6-0 可吸收合成缝线做间断斜面吻合。输尿管内放支架管或双"J"管,肾内放硅胶气囊尿管做造瘘。局部留置 Penrose 引流管。

4. 如果肾盏黏膜较脆弱,可以先分别在输尿管和肾盏缝置一圈缝线,最后一起打结。

5. 用肾被膜覆盖肾实质,肾周筋膜覆盖吻合口,或取大网膜覆盖吻合口。

【注意事项】

1. 为便于术中寻找输尿管,也可以手术前经膀胱镜置入输尿管支架管。如果输尿管与肾盏距离过远,无法吻合,可以游离整个肾脏,分离至肾蒂处,使肾脏下移。

2. 如果肾下极肾实质较厚,为防止肾实质压迫输尿管,需要切除肾盏周围的肾实质,充分暴露肾盏,切开的肾实质要注意止血。

第六节　输尿管结石

输尿管切开取石术

【适应证】

输尿管内结石引起梗阻,无法经过体外震波碎石或非手术治疗排除者。

【禁忌证】

无症状、未引起尿路梗阻、估计可自行排出的输尿管内小结石。

【操作方法及程序】

1. 腹部横切口,腹膜外入路显露输尿管。

2. 游离输尿管,用导尿管牵拉扩张端输尿管,防止结石移位。输尿管旁缝牵引线,纵向切开输尿管壁,用取石钳取出结石。

3. 向远端输尿管插管注水,了解有无梗阻。如果无梗阻,输尿管内放支架管(如果输尿管炎症轻、损伤小也可不放支架管),缝合输尿管后,腹膜后放橡皮片引流。

【注意事项】

1. 手术前应行 X 线或 B 超检查以明确结石位置。

2. 术后做结石分析,明确结石性质,以便提出预防措施。

3. 小儿输尿管结石常继发于梗阻,注意检查、治疗原发病。

第七节 输尿管膀胱连接部梗阻

输尿管膀胱吻合术

【适应证】

1. 输尿管膀胱连接部梗阻。

2. 原发性膀胱输尿管反流。

【禁忌证】

1. 严重泌尿系感染导致输尿管炎症、水肿。

2. 继发性膀胱输尿管反流，膀胱重度改变形成小梁，膀胱黏膜炎症、水肿。

3. 病变侧肾脏功能极差者。

【操作方法及程序】

1. 横向推进膀胱黏膜下隧道输尿管再植术(Cohen 术)。

(1)仰卧位，下腹横切口。逐层切开显露膀胱并切开膀胱前壁。了解膀胱容量、膀胱发育、膀胱黏膜、三角区发育、输尿管位置等。

(2)分别向正常、异常输尿管口内，插入输尿管导管做标记。于异常输尿管口悬吊牵引线，用剪刀、电刀游离输尿管直至膀胱壁外，松解输尿管迂曲，能将输尿管牵拉至膀胱内而无张力。

(3)切除狭窄段输尿管。于三角区头侧做横向推进黏膜下隧道，长约 3cm，直达对侧输尿管口外上方，切开此处膀胱黏膜。将输尿管经该隧道穿过与膀胱黏膜吻合形成新的输尿管口，其中至少 1 针应该带上膀胱壁肌肉。如做双侧输尿管膀胱再吻合，2 根输尿管可分别放在 2 个隧道内，也可共用 1 个隧道。

(4)输尿管内放置支架管。支架管放置顺利表示植入的输尿管无成角或扭曲。关闭原输尿管口处的肌层及黏膜，防止术后形成膀胱憩室。膀胱内放置造瘘管，关闭膀胱。耻骨后放橡皮片引流。

2. 气膀胱腹腔镜输尿管再植术

(1)建立气膀胱：平卧位，双下肢外展 45°。留置尿管，注入生理盐水或 CO_2 气体充盈膀胱，使膀胱底达脐平面，夹闭导尿管。经体表膀胱顶部以带针缝线或空心针双线引导，经皮肤膀胱全层牵引固定膀胱顶部于腹壁，固定两针。两针牵引线中间穿刺置入 5mm 戳卡并用缝线固定(置入 30°观察镜用)，经戳卡灌注 CO_2 气体，压力 13~15mmHg，并同时经尿管吸出膀胱内液体，夹闭导尿管。在两侧腹股沟内环水平线与腹直肌外缘线交点处各置入一个 3mm 或 5mm 戳卡，并用上述带针缝线穿刺固定，完成气膀胱腔的建立。

(2)于患侧输尿管开口处缝合 1 针牵引线，沿输尿管口环切膀胱黏膜，分离输尿管壁内段至膀胱壁外，游离盆段输尿管拖入膀胱，使游离的输尿管无张力牵至对侧输尿管开口外上方为妥。在对侧输尿管开口上外侧约 1cm 处切开黏膜层，用剪刀或弯钳沿黏膜下创建横行推进的隧道，至对侧输尿管口外上方。将输尿管经黏膜下隧道拖出，输尿管口与周围膀胱黏膜以 5-0 可吸收线间断缝合 6~8 针，其中至少 1 针带肌层，缝合原输尿管开口膀胱黏膜。

(3)酌情留置输尿管支架管，经下腹部戳孔引出，也可留置双"J"管。如术中观察输尿管喷尿好,可不留置输尿管支架管或双"J"管。拔出各戳卡,缝合皮下及皮肤,留置双腔气囊导尿管。

3. Lich-Gregoir 膀胱外输尿管埋植法

(1)建立气腹:仰卧位,留置双腔导尿管,臀部垫高,头低足高15°。建立3个穿刺通道。

(2)将肠管推向头侧,经导尿管注入生理盐水,膀胱保持充盈状态,辨明膀胱的界限。打开膀胱外下方表面的腹膜,男性患儿应注意保护输精管,女性患儿应避开圆韧带。经下腹壁穿刺 2-0 丝线牵引悬吊膀胱。使膀胱后壁尽量垂直展开。在髂血管处寻及患侧输尿管,无损伤抓钳提起输尿管,钝性分离输尿管至膀胱输尿管连接部,长度约为 4~5cm。注意保护输尿管血供,尽量不分离输尿管外膜。注意对输精管或圆韧带的分离,以不妨碍术野为准。

(3)按输尿管自然走向,用剪刀或电钩打开膀胱侧外方的膀胱逼尿肌肌层,直至黏膜下,保持膀胱黏膜完整,暴露的黏膜段隧道长度至少为再植输尿管管径的 5 倍,宽度至少为再植输尿管管径的 2 倍。在膀胱输尿管连接部的膀胱肌层作倒 Y 形切口,将输尿管无扭曲、无张力地包埋于膀胱肌层与黏膜间。5-0 可吸收线间断缝合。排空膀胱,观察入膀胱处输尿管无明显扩张、扭曲、成角,观察输尿管是否蠕动。逐层关腹并留置导尿。

【并发症】

1. 较常见的并发症是吻合口狭窄、膀胱输尿管反流。

2. 尿外渗、胃肠道反应、腹腔脏器损伤、中转开腹等。

【注意事项】

1. 抗生素预防感染。

2. 抗胆碱药解除膀胱刺激症状。

3. 手术成功率达 90% 以上。术中如果输尿管严重扩张,可行输尿管裁剪或折叠,缩小输尿管口径后做输尿管膀胱再吻合术。

4. 继发性膀胱输尿管反流应查明下尿路梗阻原因,暂不建议行输尿管膀胱再植术。

第八节 先天性全长输尿管狭窄

回肠代输尿管

【适应证】

1. 先天性全长输尿管狭窄。

2. 外伤、感染等原因导致输尿管缺失、坏死、狭窄,病变范围较长,难以做输尿管膀胱瓣吻合或输尿管吻合,而肾功能良好,可行回肠代部分或全长输尿管术。

【术前准备】

1. 术前 3 天开始口服抗生素,术前 1 天进流质饮食,术前清洁灌肠。

2. 消毒手术野皮肤后,插导尿管引流尿液。

【操作方法及程序】

1. 腹部正中或腹直肌切口进腹。于升或降结肠外侧切开后腹膜。

2. 暴露肾脏及膀胱输尿管区,了解输尿管的发育状况,以确定输尿管不能用,须做回肠代输尿管术。暴露出肾盂,如肾盂小,需要适当切开肾窦或显露出扩张的肾盏。

3. 距回盲部 10cm 以上取带肠系膜蒂的回肠,其长度相当于缺失的输尿管长度,被旷置的回肠腔内注入庆大霉素,恢复被切断回肠的连续性。

4. 打开并用生理盐水反复冲洗旷置回肠,直至冲洗液清亮,操作过程要防止污染腹腔。

5. 回肠一端与肾盂或显露出扩张的肾盏做吻合。另一端裁剪成鼠尾状,经过膀胱黏膜下隧道与膀胱吻合。吻合口内放置支架管,同时留置膀胱造瘘。

6. 腹膜后留置橡皮片引流。

【注意事项】

1. 术后随访肾功能恢复情况,以及有无吻合口狭窄或反流。

2. 注意远期有无被旷置的肠管发生肿瘤。

第九节 继发于下尿路梗阻的肾、输尿管积水

输尿管皮肤造瘘术

【适应证】

1. 继发于下尿路梗阻的肾、输尿管积水,肾功能受损,需要上尿路引流。

2. 因膀胱肿瘤等原因做膀胱全切,作为暂时性尿流政道。

【操作方法及程序】

1. 下腹横切口,于腹膜后找到输尿管,游离至近膀胱处切断。

2. 游离输尿管至拉出腹壁无张力,将输尿管经腹膜后间隙所做隧道牵出。

3. 如果是双侧输尿管皮肤造瘘,将拉出腹壁部分的 2 根输尿管末端内侧各剪开约 2cm 吻合成一个管口,翻成乳头状,固定在腹壁各层。

4. 输尿管与皮肤缝合固定。

【注意事项】

1. 游离输尿管以能拉出腹壁为准,尽量保留输尿管的血液循环。

2. 切除一块输尿管造瘘处的皮肤,以免输尿管口狭窄。

第十节 下尿路梗阻

【适应证】

1. 小儿下尿路梗阻需要尿路引流,可经尿道或膀胱手术做尿路引流。

2. 6 个月以下婴儿下尿路梗阻需要尿路引流者可行膀胱造口术。

【操作方法及程序】

1. 膀胱造瘘术

(1)如果膀胱内无尿液,需要通过导尿管向膀胱内注入适量 0.9% 生理盐水。

(2)耻骨上 2cm 做横切口,切开腹直肌前鞘,分离腹直肌,将腹膜向上推移显露出膀胱。经用注射器穿刺证实后,于膀胱顶部,即脐尿管遗迹旁切开膀胱,置入蘑菇管或 Foley 导尿管。用可吸收缝线缝合膀胱。

(3)也可用穿刺针经皮穿刺法做膀胱造瘘术。通过导尿管向膀胱内注入 0.9% 生理盐

水至膀胱充盈,于耻骨上 2cm 做横切口,切开腹直肌前鞘。将穿刺针穿刺进入膀胱,从穿刺针侧孔放 Foley 导尿管。取出穿刺针,Foley 导尿管气囊充水后固定。

2. 膀胱造口术　耻骨上 2cm 做横切口,切开腹直肌前鞘,分离腹直肌,将腹膜向上推移显露出膀胱。经用注射器穿刺证实后,于膀胱顶部,即脐尿管遗迹旁切开膀胱。将膀胱向外提起,膀胱壁与腹直肌鞘固定。膀胱黏膜与皮肤缝合。膀胱内置入蘑菇头管或 Foley 导尿管,7 天后拔出。

【注意事项】

1. 做膀胱造瘘术、膀胱造口术时应该尽量于膀胱顶部切开膀胱,以防术后出现膀胱刺激症状。膀胱造口直径应为 28F,如膀胱造口直径过大,术后容易出现膀壁外翻。

2. 切开膀胱之前一定要用注射器穿刺证实,以防误切开肠管。

3. 用穿刺针经皮穿刺法做膀胱造瘘术时,应向膀胱内注入 0.9% 生理盐水使膀胱充盈,并且在助手固定膀胱时操作,以防穿刺针误入腹腔。

第十一节　膀 胱 结 石

耻骨上膀胱切开取石术

【适应证】

1. 膀胱结石较大、较硬,无法自行排出或引起排尿困难者。

2. 内镜碎石失败者。

3. 异物形成的膀胱结石。

4. 同时伴有膀胱及尿道其他病变者,如膀胱憩室、尿道狭窄等。

【禁忌证】

较小的膀胱结石,估计可从尿道排出者。

【操作方法及程序】

1. 患儿取仰卧位,臀部垫高,置入 Foley 气囊导尿管并用无菌水充盈膀胱(如因尿道狭窄等原因导尿管无法置入,则嘱患儿晨起不要排尿)。

2. 作耻骨上 2cm 横切口,切开腹直肌前鞘,纵向分离腹直肌,将腹膜向上推移显露出充盈的膀胱。

3. 经用注射器穿刺证实后,在膀胱顶部两侧的膀胱逼尿肌上各缝合 1 针牵引线,用电刀在 2 针牵引线之间纵行切开逼尿肌,打开膀胱顶部,不需要切开整个膀胱,用吸引器吸去膀胱内残余的液体。

4. 用手探察膀胱内结石情况,用取石钳取出结石。用注射器冲洗膀胱,完整取净结石。

5. 留置导尿管,分两层缝合膀胱,用无菌水充盈膀胱以测试缝合是否严密。按病情需要,可于耻骨后放橡皮片或引流管进行引流。

【并发症】

较常见的术后并发症是膀胱出血、尿液外渗,多数可通过延长留置导尿管引流时间,以及其他保守治疗缓解。

【注意事项】

1. 手术前应行 X 线或 B 超检查以明确膀胱结石诊断,并了解上尿路有无结石。

2. 手术时避免遗留结石于膀胱或伤口内。

3. 术后做结石分析,明确结石性质后提出预防措施。

4. 术后 2~3 天拔出橡皮片或引流管,导尿管留置 1 周左右时间。

第十二节 膀 胱 憩 室

膀 胱 憩 室 切 除 术

【适应证】

1. 反复发作的由膀胱憩室引起的下尿路症状,且药物保守治疗无效者。

2. 出现因膀胱憩室引起的其他并发症,如慢性难治性尿路感染、憩室内结石、癌变或癌前期病变、因梗阻或反流引起的上尿路功能进行性下降。

【禁忌证】

1. 未控制的严重尿路感染。

2. 其他心、肺、肾等重要器官功能障碍。

【操作方法及程序】

1. 术前可在膀胱镜引导下向憩室内留置 Foley 气囊导尿管,并在靠近憩室的输尿管内留置输尿管导管。

2. 仰卧位,取下腹部横切口或正中切口,分离腹壁肌肉,取腹膜外入路暴露膀胱,并沿预先留置的导尿管找到憩室。

3. 如憩室较小且不存在感染粘连等情况,可将憩室完整翻转推入膀胱内,以显露憩室颈口,沿憩室颈口用电刀环切后即可完整切除憩室。

4. 如憩室较大或粘连严重难以翻转,应沿膀胱前壁正中打开膀胱,通过牵引暴露憩室颈口,从黏膜面沿颈口完整切除憩室。

5. 无论从膀胱外还是膀胱内切除憩室,均需要仔细分离憩室外壁,避免有憩室外及憩室旁的组织或器官(如输精管、输尿管等)黏附于憩室外壁而遭误伤。

6. 用可吸收缝线分别关闭缺损的膀胱黏膜、肌层及浆膜层。膀胱内留置 Foley 导尿管后结束手术。

【并发症】

1. 最常见的并发症为输尿管损伤。术前提前留置输尿管导管可有效避免此类并发症。如术中发现误伤输尿管,可行输尿管修补或再植,并在受损的输尿管内留置支架管。

2. 其余误伤包括血管、直肠及输精管等,此类损伤均需术中仔细分离保护,如术中未发现,术后需通过严密监护、早期诊断并加以及时处理。

3. 术后膀胱出血、尿液外渗、尿瘘等并发症可通过留置导尿引流后保守治疗缓解。

【注意事项】

1. 术后留置导尿 1 周左右,尿色转清且无明显盆腔刺激症状或发热等全身症状后可拔出。

2. 抗生素预防感染。

3. 术后定期复查超声残余尿,如有尿潴留症状者可再次留置导尿。

4. 术后 1 个月内不建议行膀胱尿道排泄性造影,待膀胱功能完全恢复后可考虑造影。

第十三节 膀 胱 肿 瘤

膀胱部分切除术

【适应证】

局限性膀胱肿瘤,小儿以横纹肌肉瘤为主。

【操作方法与程序】

1. 平卧位,术中膀胱镜有助于确定肿瘤边界与切缘。取下腹部耻骨联合上横切口,打开膀胱后了解膀胱内病变的位置与大小。如果肿瘤位于膀胱三角区或靠近输尿管开口,可预先留置输尿管导管标记。

2. 沿病变周围标记切缘,切开膀胱壁后将病变完整切除。若病变位于三角区近膀胱颈,为暴露视野与确保切缘阴性,可切除部分耻骨联合。

3. 双层缝合关闭膀胱,第一层为黏膜与黏膜下层,第二层为膀胱肌层。膀胱留置导尿管并注入生理盐水检查缝合是否严密。

【并发症】

较常见的术后并发症是膀胱出血、尿液外渗,多数可通过延长留置导尿管引流时间,以及其他保守治疗缓解。

【注意事项】

1. 小儿膀胱容量小,而横纹肌肉瘤又没有明确边界,故不必像成人膀胱癌至少保留切缘 2cm 做部分切除,范围只限于肉眼可见的病变。

2. 横纹肌肉瘤的治疗为包括手术、化疗及放疗的综合治疗。如术前怀疑为横纹肌肉瘤或经活体组织检查证实,应先化疗 8~16 周。

3. 切除标本送病理检查前要做上、下切缘标记,以便了解原肿瘤基底部是否有肿瘤残存。

4. 术后应规范化疗并定期复查。

第十四节 膀胱外翻及尿道上裂

一、髂骨截骨术

【适应证】

有耻骨联合分离的膀胱外翻、尿道上裂患儿。生后 72 小时以内的新生儿一般不必做髂骨截骨。

【手术技术】

1. 患儿仰卧于手术台上,平脐躯干和下肢均需要消毒备用,用折叠的毛巾将骶部垫高。

2. 经髂骨切口暴露骨盆,双侧可同时显露。

3. 广泛暴露髂骨内、外侧皮质,用骨膜剥离器向后仔细剥离坐骨切迹周围骨膜,用纱布止血。

4. 用线锯行 Salter 骨盆截骨;在小于 6 个月的患儿,还可考虑摆锯截骨,因为线锯有使 Y 形软骨分离的危险。

5. 从髂前下棘上方 5mm 到坐骨切迹的头侧进行截骨,保留较大的截骨远端,以便安装内固定。

6. 把游离的坐耻节段向内旋转 30°~45°,使两耻骨支靠拢。

7. 双侧髂骨截骨完成后有三个选项

(1)克氏针内固定,分别从双侧髂前下棘向坐骨切迹方向打入 2 枚克氏针;双侧切口同时关闭;由泌尿外科医师行外翻膀胱还纳 0 号尼龙线修补分离的耻骨联合;手术完成后行双髋人字型石膏固定 8~12 周。

(2)也可以不用克氏针作内固定直接闭合切口;外翻膀胱还纳 0 号尼龙线修补分离的耻骨联合;双髋人字型石膏固定 8~12 周。

(3)双侧髂骨截骨、耻骨联合修补闭合后安装外固定架固定。

【注意事项】

1. 膀胱外翻为先天畸形,生后即发现,手术年龄一般很小,因此,同时双侧骨盆截骨创伤大,术者必须高度重视,术前备血充分。

2. 暴露髂骨内、外侧皮支时一定在骨膜下剥离,避免损伤闭孔内血管神经。

3. 骨盆截骨后是否内固定,以及用何种内固定,由术者根据自己的经验决定。

4. 石膏固定是手术成败的关键,建议优先选用高分子石膏,其具有防水、强度高、不易松软断裂等优点,特别适用于 1 岁以内的患儿。

5. 石膏固定前各骨隆突处棉垫保护,防止压疮;术后严密观察肢体末梢血液循环,发现异常及时处置,以免出现肢体坏死、Vlokemann 挛缩。

二、膀胱外翻手术

【适应证】

儿童膀胱外翻修复。

【操作方法与程序】

1. 膀胱功能性关闭手术

(1)双侧输尿管留置 5Fr 胃管,并用黏膜快吸收线固定。沿膀胱黏膜和皮肤交界环形切开下腹部皮肤。保留尿道板宽度能包绕 10Fr 胃管,沿其两侧平行切开至阴茎根部。

(2)切开皮下组织,沿腹直肌鞘表面游离双侧腹壁皮瓣至暴露出双侧分离的耻骨结节。

(3)沿脐部游离,暴露腹膜后向头端推开。找到腹膜外脂肪间隙,手指钝性游离出膀胱两侧壁,辨认腹直肌和膀胱肌层的交界。切开至耻骨结节处后暴露出膀胱两侧壁和顶壁。

(4)部分暴露双侧阴茎海绵体背侧,保护会阴血管神经束,沿骨膜表面切开膀胱侧壁与耻骨结节之间的韧带,至暴露肛提肌。

(5)修整膀胱黏膜,留置 10Fr 导尿管,注水 2.0ml 为膀胱造瘘。双侧输尿管支架管从尿道口拖出。4-0 可吸收缝合线双缝合膀胱,5-0 可吸收缝合线缝合膀胱颈至精阜的后尿道。

（6）必要时请骨科行双侧髂骨截骨术。

（7）0 号可吸收缝合线缝合并拢分离的耻骨结节,将缝合的膀胱还纳入盆腔内。3-0 可吸收缝合线中线缝合腹直肌,5-0 可吸收线缝合皮肤。

（8）双髋人字型石膏固定。

2. 一期完全修复手术

（1）在膀胱功能性关闭手术基础上完成膀胱颈部重建。男孩自精阜至膀胱颈,女孩自尿道外口至膀胱颈部,保留尿道板宽度约 1.8cm,切除两侧多余的膀胱和尿道板黏膜,仅保留肌层。以 8Fr 胃管为支架管,6-0 可吸收缝合线将尿道板卷管缝合延长后尿道。然后将保留的肌层交叉重叠覆盖缝合于成形尿道表面。

（2）男孩同时完成尿道上裂修复手术。

（3）女孩均行一期完全修复手术,手术时将尿道板和阴道作为一个整体进行解剖,阴道的分离主要在其两侧,朝着阴道的背侧进行,将膀胱尿道和阴道两侧的盆膈肌肉分离,直至提肛肌裂隙,尿道阴道膈保持完整以保护血供,这样可以把膀胱尿道和阴道置入骨盆的深处。手术完成后行小阴唇修复手术。

3. 现代膀胱外翻分期修复手术

（1）新生儿期行膀胱功能性关闭手术。进行膀胱关闭、腹壁关闭、后尿道成形到阴茎。

（2）6 个月到 1 岁时进行尿道上裂修复,期间可以用睾酮刺激阴茎生长。

（3）4~5 岁,当患儿膀胱容量足够大,并且可以进行术后膀胱训练时,进行膀胱颈重建和输尿管抗反流手术。

【主要并发症】

1. 阴茎头坏死或萎缩　阴茎背侧血管神经束的损伤可导致龟头、阴茎海绵体的缺血坏死或感觉障碍。一旦发生很难逆转。故术中必须注意阴茎背侧的保留和血管神经束的保护。

2. 伤口裂开　轻度者表现为皮肤、腹壁肌层的裂开,重度者可表现为膀胱的全层裂开。手术中膀胱-耻骨结节韧带离断不彻底和术后感染、营养不良是主要原因。围手术期预防应用三代头孢,必要时输血、血浆和白蛋白等支持治疗是减少伤口裂开的有效方式。

【注意事项】

1. 出生 72 小时内的膀胱功能性关闭手术,在骨盆张力不大的情况下可以不做截骨术。有学者认为患儿 3~4 个月手术更为合适。

2. 现代膀胱外翻分期修复手术需多次手术,再次手术时的组织粘连会增加手术难度。一期完全修复手术可减少多次手术的创伤,但术后合并膀胱输尿管反流造成的发热性尿路感染、阴茎头坏死风险相对较高。

3. 为避免现代膀胱外翻分期修复手术和一期完全修复手术的缺点,Pippi Salle 在 2018 年提出改良分期手术方案。即在第一次手术中完成膀胱关闭、骨盆关闭、双侧输尿管向头端再植、膀胱颈重建等操作,术后半年再完成尿道上裂的修复（Cantwell-Ransley 术或 Mitchell-Bägli 术）。

4. 另外可选的是 Kelly 手术,也称根治性软组织游离手术,由 Justin Kelly 于 1995 年首次报道。其特点是将盆底前端的肛提肌和阴茎海绵体脚从其附着的耻骨坐骨支游离,在中线处将双侧肛提肌包绕成形的尿道和膀胱颈部实现控尿、合并后段的阴茎海绵体脚以相对延长外露的前段阴茎海绵体。手术设计的优点:①重建了尿道括约肌,对改善尿控有所帮助;②增加前段阴茎海绵体长度,改善阴茎外观;③不进行骨盆截骨的情况下完成膀胱外翻修复,特别适用于大年龄患儿,同时也避免了骨盆闭合导致阴部血管受压,造成龟头和阴茎缺血萎缩。缺点是手术没有重建盆底结构,下腹壁凹陷和仍旧分开的耻骨结节凸起影响外观。

三、男性尿道上裂手术(改良 Cantwell-Ransley)

【适应证】

膀胱外翻合并尿道上裂或单纯尿道上裂患儿。

【操作方法与程序】

1. 尿道板两侧边缘平行切开,切口环绕尿道开口至阴茎背侧,沿中线延长切开至耻骨结节。距冠状沟近端 0.5cm 环切包皮内板,阴茎皮肤沿 Buck 筋膜表面游离脱鞘,腹侧至阴茎根部的球海绵体肌显露处,背侧至耻骨联合下缘。

2. 保护双侧阴茎背侧血管神经束,于耻骨下缘离断阴茎悬韧带和两侧阴茎海绵体脚附着于耻骨支的筋膜组织,充分松解阴茎根部背侧。

3. 在阴茎腹侧中线处找到狭长的尿道海绵体,沿其两侧平行切开 Buck 筋膜,在与阴茎海绵体白膜交界处,将尿道海绵体与两侧的阴茎海绵体分离,直至阴茎海绵体的背侧;前端至冠状沟远端,仅保留最远端 1cm 左右的尿道海绵体与阴茎体组织连接,近端至球海绵体肌处。

4. 转至阴茎背侧,沿尿道板两旁切开 Buck 筋膜,深至阴茎海绵体白膜,将尿道板深面的尿道海绵体从阴茎海绵体白膜表面游离,至与腹侧过来的游离层面相通。如此,可将尿道板和其深面的尿道海绵体结合在一起,将其视作一个整体与两侧的阴茎海绵体完全分离,其长度从冠状沟远端至尿道球部。

5. 将尿道板两侧纵行切开向阴茎头延伸至其尖端,游离形成双侧阴茎头翼,此处注意保持尿道海绵体、尿道板与阴茎头组织长约 1.0~1.5cm 的连接。6-0 可吸收缝合线将尿道板围绕 8Fr 胃管,从尿道开口至阴茎头尖端卷管缝合。裁剪多余的组织后用 6-0 可吸收缝合线双层缝合阴茎头翼,覆盖成形尿道,完成阴茎头成形。

6. 成形的新尿道开口腹侧纵行切开约 0.5cm 后横行缝合,将尿道开口稍转移至腹侧(IPGAM 术式)。将两侧阴茎海绵体按其纵轴向内或者向外扭转,在中线处靠拢后用 4-0 可吸收缝合线缝合 3~4 针纠正背曲,而成形尿道则顺势从阴茎海绵体背侧转位至其腹侧,完成阴茎成形。

7. 包皮裁剪后覆盖阴茎,并在阴茎根部 12 点、5 点、7 点位置将包皮和 Buck 筋膜固定以显露阴茎。手术后留置导尿管 10 天。

【并发症】

1. 阴茎头坏死或萎缩 因阴茎背神经血管损伤、痉挛造成阴茎头缺血所致,一旦发生很难逆转。故术中必须注意保护阴茎背神经血管。

2. 阴茎再弯曲 对于阴茎弯曲严重,无法通过单纯扭转双侧阴茎海绵体来纠正弯曲的病例,可以采用经典 Cantwell-Ransley 术纠正,即游离双侧阴茎海绵体表面的血管神经束,然后在弯曲最严重处切开阴茎海绵体白膜,内旋双侧阴茎海绵体,将切开的白膜对缝。

3. 尿道皮肤瘘 术后可能会有短暂性的尿外渗,通过加压包扎基本可以解决。尿道瘘容易发生在冠状沟和阴茎根部,需要再次手术修补。

4. 尿道狭窄 该术式保护了尿道板的血管,很少出现尿道狭窄,一些膀胱外翻术后再次手术的病例有一定发生概率,易发生在尿道板卷管和膀胱外翻外侧皮瓣重建尿道的吻合口处。

【注意事项】

1. 尿道上裂的手术目前主流的术式有 Mitchell-Bagli 和 Cantwell-Ransley 两种。Mitchell-Bagli 术实际是 Cantwell-Ransley 术的发展,其没有按照 Cantwell-Ransley 保留尿道板和最远端至少 1cm 的阴茎头组织相连接以保障尿道血供的原则,将尿道板不仅与阴茎海绵体游离,还与阴茎头完全游离。手术纠正阴茎弯曲相对彻底,将尿道转移至阴茎海绵体腹侧、尿道开口至阴茎头尖端正位的操作相对直观,但可能造成不可逆的阴茎头缺血坏死,以及尿道板缩短形成尿道下裂等。

2. 术后存在严重尿失禁患儿在排尿训练期后,可再次行膀胱颈重建手术。

3. 阴茎耻骨型尿道上裂患儿应考虑同时行膀胱颈重建手术,或按照 Kelly 手术进行修复。

四、女性尿道上裂手术

【适应证】

女性单纯尿道上裂患儿。

【操作方法与程序】

1. 耻骨前黏膜样皮肤做梭形皮瓣切口,两侧下段分别切到尿道板 3 点和 9 点尿道口位置。

2. 向下牵引皮瓣,沿着耻骨下缘分离,逐步向头端充分暴露膀胱前壁,必要时可纵行切开远端 1/3 的耻骨联合。

3. 膀胱镜监测下,4-0 丝线间断缝合折叠膀胱前壁(勿贯穿膀胱颈全层)4 针,长度约 1.5~2cm,至膀胱镜退镜时膀胱颈部及后尿道可自然闭合。

4. 将牵引的皮瓣卷管,成形延长前尿道约 2cm。

5. 剥离分裂阴蒂和小阴唇内侧皮肤,并拢缝合,重建阴蒂和小阴唇。松解阴阜两侧皮下脂肪,并在中线处缝合重建外阴形态。

【注意事项】

术后存在严重尿失禁患儿在排尿训练期后,可再次行膀胱颈重建手术。

第十五节 前 列 腺 囊

经膀胱前列腺囊切除术

【适应证】

合并附睾炎、泌尿系感染、排尿困难、结石等症状的前列腺囊。

【操作方法及程序】

1. 下腹横切口,切开膀胱,从尿道口放入尿道镜,于后尿道找到前列腺囊开口,留置导尿管或尿道镜做标记。

2. 于输尿管口之间做纵切口,于膀胱壁外分离,在导尿管或尿道镜的引导下找到前列腺囊。

3. 沿囊壁分离至后尿道后方,注意输精管与囊壁的关系,尽量保护输精管,但有时输精管因经常感染与囊壁不易分离。

4. 于尿道后方切除前列腺囊,缝合残端。

【注意事项】

1. 前列腺囊因经常感染与输精管不易分离,有切断输精管的可能。

2. 无症状的前列腺囊不必处理。

3. 前列腺囊切除有经膀胱、会阴、俯卧位后矢状入路等,或经腹腔镜切除,如为反复附睾炎发作,可经腹腔镜行输精管结扎术,总之根据医师个人经验和患儿具体条件选择。

第十六节　尿道下裂及阴茎下弯

一、尿道下裂修复术

【适应证】

1. 伴或不伴阴茎下弯的各型尿道下裂。

2. 手术年龄 1 岁后为宜,至少应于入幼儿园前完成。

3. 经内分泌检查,确诊按男童抚养的合并尿道下裂的性发育异常。

【禁忌证】

1. 小阴茎。

2. 其他不适手术的患儿,如肝、肾功能不全。

【术前准备】

术晨排大便,可予开塞露协助。

【操作方法及程序】

1. 尿道下裂治愈标准　①阴茎下弯完全矫正;②尿道口位于阴茎头正位;③阴茎外观满意,与正常人一样站立排尿,成年以后能够进行正常性生活。

2. 阴茎下弯矫正　尿道下裂治疗最重要的是阴茎外观满意,阴茎下弯矫正是前提,包括阴茎皮肤脱套、松解腹侧纤维组织、阴茎背侧白膜紧缩、横断尿道板、阴茎腹侧海绵体切开等。需说明的是国内就诊的患儿以中近端尿道下裂为主,往往下弯程度较重,需横断尿道板方可矫正阴茎下弯。

3. 保留尿道板手术　通过阴茎皮肤脱套,腹侧松解纤维组织或阴茎背侧白膜紧缩等,如果可以彻底矫正阴茎下弯,则可行保留尿道板手术。

(1)尿道口前移、阴茎头成形术:要点是在尿道口背侧纵向切开,横向缝合,前移尿道口背侧。在白膜水平充分分离尿道口腹侧组织达两阴茎头两翼后,褥式缝合阴茎头两侧,达到前移腹侧尿道口的目的,同时成型锥状阴茎头和冠状沟。

（2）加盖岛状皮瓣法（onlay island flap 法）具体方法：保留阴茎腹侧尿道板，距冠状沟1.0cm 环形切开包皮。阴茎皮肤脱套退至阴茎根部，做海绵体勃起试验，了解阴茎下弯矫正情况，如果残留下弯<30°，可以做阴茎背侧海绵体白膜紧缩矫正。沿尿道板两侧白膜水平分离出阴茎头翼瓣。测量尿道缺损长度。取包皮内板或者内外板交界处皮肤，宽约 1.0cm，长为尿道缺损长度，分离出保留血管蒂的岛状皮瓣。将皮瓣转移至腹侧，与尿道板做吻合，成形新尿道。用血管蒂覆盖尿道。缝合阴茎头翼瓣，成型正位尿道口和冠状沟、锥状阴茎头。

（3）尿道板纵切卷管法（Snodgrass 或 TIP 法）：适于尿道板发育较好的前型尿道下裂，简单易学，手术后尿道口呈裂隙状，使阴茎头和尿道口更美观。手术方法：①在尿道板上做从尿道口至舟状窝宽约 0.5~0.8cm 的平行切口；②距冠状沟 0.5~1.0cm 处环形切开包皮，将阴茎皮肤呈脱套状退至阴茎根部，如有轻度阴茎下弯，结合阴茎背侧白膜紧缩术矫正阴茎下弯；③在阴茎海绵体白膜层次上分离两侧阴茎头翼瓣，于尿道板中央做纵切口，深度达阴茎海绵体白膜层，向两侧分离，围绕 F6-8 导尿管缝合成尿道；④取阴茎皮下浅筋膜覆盖成形尿道；⑤关闭阴茎头翼瓣成形尿道口，裁剪缝合阴茎皮肤。

4. 合并阴茎下弯尿道下裂治疗　有阴茎下弯的尿道下裂在切断尿道板矫正下弯后，均需用代替物形成新尿道，术后并发症发生率较高，手术包括一期和分期尿道成形术。

（1）一期尿道成形术：方法可分为三种，包括利用带血管蒂的岛状皮瓣代尿道、用游离移植物代尿道，以及用与尿道口邻近的皮肤代尿道。以第一种方法 Duckett 术式应用最多，具体方法：①距冠状沟 0.5~1.0cm 环行切开包皮内板，阴茎背侧的切口达 Buck 筋膜，阴茎腹侧切断尿道板显露白膜。将阴茎皮肤呈脱套状退至阴茎根部。尽量剥除腹侧纤维索带，一般要分离尿道口周围的纤维组织后方能充分矫正阴茎下弯。采用人工勃起试验检查矫正效果。如果残留下弯，要用做阴茎背侧白膜紧缩等方法矫正。②测量尿道口至阴茎头舟状窝的距离，为尿道缺损长度。③取阴茎背侧包皮内板及内外板交界处皮肤做岛状皮瓣。取内板成形尿道更平整；取内外板交界处血供好，各有利弊。皮瓣宽度 1.2~1.5cm，长度要略大于尿道缺损长度。在皮瓣的各边缝牵引线。将含有供应皮瓣的阴茎背浅动脉和静脉、深层皮下组织与阴茎皮肤分离开，形成血管蒂。血管蒂长度以能将皮瓣转至阴茎腹侧不扭转为准。④用合成吸收线连续缝合皮瓣成皮管。⑤做阴茎头下隧道。于阴茎腹侧，用小剪刀沿阴茎海绵体白膜与膨大的阴茎头尿道海绵体间隙做分离，戳出及扩大成隧道，使能通过 12~15F 尿道探子。⑥将带蒂包皮管经阴茎背侧转至腹侧，其近端与原尿道口做斜面吻合，远端经阴茎头下隧道与阴茎头吻合，注意成型裂隙状尿道口和圆锥状阴茎头。近端吻合口及皮管与海绵体白膜固定数针，以防扭曲。可用血管蒂、阴囊肉膜覆盖尿道。⑦纵向切开阴茎背侧包皮，向阴茎两侧包绕，裁剪缝合皮肤覆盖创面。最好成型出阴茎阴囊角，使阴茎外观满意。留置 6~10F 尿道支架管。

（2）分期尿道成形术：Ⅰ期矫正阴茎下弯，预铺尿道板；Ⅱ期尿道成形。Ⅰ期是手术成功与否的关键。主要术式包括：①Byars 皮瓣手术，将背侧包皮转至腹侧预铺平整的尿道床；②Bracka 手术，取游离包皮或口腔黏膜片预铺尿道板；③第Ⅰ期部分尿道成形的手术（部分重建尿道），以部分横裁包皮岛状皮瓣管状尿道成形术（部分 Duckett）为主。

【并发症】

并发症发生与尿道下裂类型和选择的术式有关，保留尿道板的手术尿道憩室和尿道狭窄较少，包皮成形尿道的术式憩室和尿道瘘发生率较高，成形尿道与尿道之间有吻合口的术式或游离移植物尿道狭窄发生率较高。尿道下裂并发症主要包括尿道瘘、尿道狭窄、尿道憩室样扩张和残留阴茎下弯等,部分并发症出现在术后 1 年后甚至青春期,因此需随访至青春期,甚至成人。

【注意事项】

1. 重型尿道下裂特别是伴有性腺位置异常、形态异常时应高度重视,需做染色体等相应内分泌检查,以除外性别发育异常。

2. 会阴型尿道下裂须做超声或排尿性膀胱尿道造影检查,以便明确有无并发前列腺囊。

二、单纯阴茎下弯矫正术

【适应证】

无尿道下裂的单纯阴茎下弯。

【操作方法及程序】

1. 尿道发育不良,尿道海绵体缺乏。尿道壁薄如纸而导致阴茎下弯。根据患儿情况及术者经验可选用:①切开尿道,按有阴茎下弯的尿道下裂处理;②于阴茎下弯中部切断尿道,矫治阴茎下弯,做阴茎背侧的 Duckett 术式皮管,分别与尿道两断端吻合。

2. 尿道有海绵体,但 Buck 筋膜、皮下肉膜或皮肤异常引起阴茎下弯,经阴茎皮肤脱套后多能矫治阴茎下弯。

【注意事项】

尿道发育不良的膜状尿道慎重选择做 MAGPI 术式,避免术后冠状沟处尿道瘘的发生。

第十七节　阴茎阴囊转位

阴茎阴囊转位矫正术

【适应证】

完全性或部分性阴茎阴囊转位,患儿或家长要求矫正者。

【禁忌证】

需要用阴茎皮肤做尿道成形术者不能同期手术。应在尿道成形手术后 6 个月行阴茎阴囊转位矫正术。

【操作方法及程序】

1. 仰卧位,插导尿管,沿两侧阴囊翼上缘、阴茎阴囊交界处做两个弧形切口。两切口于阴茎腹侧汇合,每侧阴囊缘的切口至少包括阴囊的一半。

2. 切口深度达肉膜层。分离两个阴囊翼瓣于阴茎腹侧汇合,使阴囊转至阴茎下方,缝合创面。

【注意事项】

1. 阴茎背侧皮条宽度应保留在 1cm 以上,以保证阴茎皮肤的血液循环。

2. 阴茎腹侧做切口时注意保护以免损伤尿道。

第十八节 后尿道损伤

一、新鲜后尿道断裂手术

【适应证】

1. 因车祸、砸伤等原因造成的骨盆骨折合并后尿道完全性断裂。

2. 患儿生命体征平稳。

3. 伤后 1 周内。

【禁忌证】

1. 患儿失血多、休克,生命体征不平稳。

2. 医师经验不足、手术条件不具备时,可行膀胱造瘘。

3. 不完全性尿道断裂。

【术前准备】

1. 患儿生命体征平稳,如疑有尿道外伤应做膀胱尿道造影。经尿道仅插入 2~3cm 的导尿管(如导尿管插入过深,会将不完全性尿道断裂撕扯成完全性尿道断裂),注入造影剂,如造影剂虽有外渗但能进入膀胱,说明是不完全性尿道断裂,可做膀胱造瘘;如造影剂外渗而不能进入膀胱,说明是完全性尿道断裂。

2. 手术前及手术时注意检查有无合并其他损伤。

【操作方法及程序】

1. 患儿仰卧,两下肢屈曲并分开,暴露会阴部。

2. 下腹横切口,游离皮下组织,纵行切开腹直肌前鞘及膀胱。

3. 做会阴倒"Y"切口,自尿道外口放入 8F 或 10F 尿道探子做指引,游离断裂的远端尿道。

4. 必要时切开阴茎海绵体中隔约 2cm,上抬尿道以缩短两尿道断端间的距离。

5. 用手指经膀胱内的尿道内口向外顶压,显露会阴部断裂的尿道近端。

6. 将尿道的两断端于会阴部做吻合。

7. 膀胱内置造瘘管,尿道内放支架管。

【并发症】

1. 尿道狭窄,可做尿道扩张或经尿道内切开。

2. 尿失禁,多可随年龄增长,逐渐好转。

3. 阳痿。

【注意事项】

1. 尿道支架管留置 3~4 周。

2. 拔出支架管后,试夹膀胱造瘘管,观察排尿情况。

3. 阳痿、尿失禁可能与骨盆骨折及尿路损伤情况有关。

二、陈旧后尿道外伤手术(经耻骨会阴入路修复尿道)

【适应证】

1. 外伤性后尿道闭锁段较长>2cm 者。

2. 反复经尿道内切开效果不佳,而近端尿道高,不能单纯经会阴切口暴露者。

3. 复杂性陈旧后尿道外伤,如合并尿道直肠瘘、尿道假道形成。

【操作方法及程序】

1. 仰卧位,臀部垫高,两腿分开。

2. 下腹原切口切开膀胱,切除耻骨联合头侧 3/4~4/5,向下延长膀胱切口,直达尿道闭锁端,一般位于精阜远端。

3. 绝大多数患儿需要加会阴切口,将前尿道从阴茎海绵体游离至闭锁端切断。

4. 切开阴茎海绵体中隔,切除部分耻骨联合下缘以缩短尿道断端距离。切除瘢痕,贯通耻骨下隧道。

5. 将远端尿道牵至耻骨联合上的切口内与尿道近端吻合。

6. 膀胱内置造瘘管,尿道内放支架管。

7. 耻骨后放橡皮引流条。

【并发症】

1. 尿道狭窄 可做尿道扩张或经尿道内切开,若无效,6~12 个月后可再次手术。

2. 尿失禁 多可随年龄增长逐渐好转。

3. 阳痿。

【注意事项】

1. 术前用 B 超或 IVU 或 MRU 了解上尿路情况;做排尿性膀胱尿道造影时,要了解尿道闭锁段的部位及长度,并观察有无膀胱输尿管反流。

2. 尿道支架管留置 3~4 周。

3. 阳痿、尿失禁可能与骨盆骨折及尿路损伤情况有关。

4. 6 个月后复查排尿性膀胱尿道造影。

第十九节 包 茎

包皮环切术

【适应证】

1. 反复发作阴茎头包皮炎。

2. 5 岁以后包皮口重度狭窄,包皮不能外翻,而显露阴茎头。

3. 包皮口有瘢痕性狭窄环。

4. 宗教或风俗因素。

【禁忌证】

隐匿性阴茎。

【操作方法及程序】

1. 仰卧位,用甲紫沿平行于冠状沟水平远端 0.5~1cm 做环行切开包皮外板标记。

2. 沿标记线切开包皮外板,结扎阴茎背浅动脉、静脉血管。

3. 用止血钳扩大包皮口,分离包皮与阴茎头之间的粘连。

4. 沿阴茎背侧正中剪开包皮内板,使包皮翻至阴茎头上方,清除包皮腔内的包皮垢。

5. 沿平行于冠状沟 1cm 环行切开包皮内板。切除多余的包皮内外板。止血后用可吸收缝线缝合包皮手术切口。

【并发症】

1. 包茎 若包皮切除过少,且缝合口不呈斜面,或者手术切口瘢痕增生,可造成包皮口小,使包皮不能上翻。

2. 阴茎勃起痛 包皮切除过多,阴茎皮肤过紧,可能导致阴茎勃起痛。

【注意事项】

1. 瘢痕性包茎合并尿道口狭窄者,需要同时做尿道口切开术。

2. 术后 2 天暴露手术切口,用抗生素药膏或喷剂等清洗、护理。

3. 腹侧包皮系带处保留应适当,勿过多,以免术后臃肿。

4. 术中的小出血点如能经压迫后不出血就不必结扎,以免术后从包皮外看到结扎的线头。

5. 术后注意伤口有无渗血,包皮短期水肿是正常现象。

第二十节 睾丸下降不全

经腹股沟睾丸固定术

【适应证】

1. 腹股沟区可触及睾丸的睾丸下降不全患儿。

2. 睾丸异位者。

【禁忌证】

1. 回缩性睾丸者,不必做睾丸固定术。

2. 青春期后的睾丸萎缩。

3. 条索状性腺。

【操作方法及程序】

1. 取左腹股沟斜切口,依次切开皮肤、皮下、腹外斜肌腱膜及外环口,于腹股沟区找到精索,打开未闭鞘状突,提出未降睾丸,离断引带。注意观察睾丸发育情况,附睾与输精管的发育及有无解剖异常。

2. 完全横断鞘状突,分离鞘状突至腹膜外脂肪处,结扎鞘状突。松解精索至腹膜后,使睾丸能够无张力降至阴囊内。

3. 在阴囊中部取一横切口,分离阴囊皮肤肉膜间隙。

4. 将睾丸经过皮下隧道固定于阴囊肉膜外与皮肤的间隙内。

5. 缝合腹外斜肌腱膜,成形外环口。切口可用 5-0 可吸收合成缝线做皮内缝合,或组织胶水粘合。

【并发症】

1. 睾丸回缩 未能达到阴囊底,可于 6~12 个月后再次手术。

2. 睾丸萎缩 因精索周围组织分离过多,或牵拉精索张力过大,影响睾丸血供,致睾丸萎缩。

【注意事项】

1. 为减少温度对睾丸的影响,手术应于 18 个月前进行。

2. 未降睾丸经常合并鞘状突未闭,因为鞘状突很薄,分离时需要注意以免撕破。

3. 如果精索较短,睾丸不能降至阴囊内,常用以下几种方法:

(1)Fowler-Stephen 睾丸固定术:在腹腔镜下观察,如果睾丸引带、输精管旁血液循环良好,可以切断精索,利用睾丸引带、输精管旁血液循环将睾丸一期固定于阴囊内。如果睾丸侧支血液循环差,可以一期切断结扎精索血管,在 6 月后,待睾丸侧支血供良好后再做睾丸下降固定术。如果输精管过短,需要切断引带,从腹壁下动脉内侧做皮下隧道,将睾丸固定于阴囊内。

(2)睾丸自体移植:临床很少应用。

4. 对于单侧触及不到睾丸的隐睾患儿,可应用腹腔镜诊断治疗。

5. 双侧触及不到睾丸的患儿,应与性别畸形鉴别。

第二十一节 睾丸肿瘤及睾丸扭转、坏死

睾丸切除术

【适应证】

1. 睾丸肿瘤。

2. 睾丸扭转、坏死。

3. 青春期后的睾丸发育不全或睾丸萎缩。

4. 条索状性腺。

【操作方法及程序】

1. 腹股沟腹横纹处横切口,或腹股沟韧带上斜切口,切开腹外斜肌腱膜,剪开外环,游离精索。

2. 沿睾丸鞘膜腔外分离睾丸,将睾丸从阴囊推至腹股沟切口。

3. 打开睾丸鞘膜腔,观察睾丸形态。

4. 于近腹膜外脂肪处切断精索,缝扎精索断端。切除睾丸。

【注意事项】

1. 如精索过粗,可将输精管单独结扎。

2. 切除睾丸前应观察睾丸血液循环及形态,尤其是睾丸肿瘤,应了解睾丸形态是否正常。

3. 术后睾丸送病理。对于睾丸肿瘤,应了解精索断端是否有肿瘤细胞,睾丸被膜是否破溃,以便做临床分期评定,指导术后治疗。

4. 睾丸肿瘤术前应做盆腔超声、胸片及血甲胎蛋白检查,以明确有无转移灶,是否为睾丸卵黄囊瘤。

第二十二节 鞘膜积液

鞘状突高位结扎术

【适应证】
1 周岁后,鞘膜积液张力高者。

【操作方法及程序】
1. 患侧腹股沟横切口,从外环口提出精索,于前内侧精索旁找到未闭鞘状突,切断后分离近端至在内环口位置腹膜外脂肪处结扎。
2. 打开或穿刺远端鞘膜腔,放出积液,结扎边缘止血。
3. 也可以选择腹腔镜辅助鞘状突高位结扎术,术中观察对侧内环是否闭合,如果未闭合可以同时结扎。远端鞘膜囊积液可以穿刺抽出。

【注意事项】
1. 小儿先天性鞘膜积液,均为交通性鞘膜积液。未闭鞘状突有时非常细小,需要仔细辨认完全横断结扎,以免复发。
2. 打开远端鞘膜囊时注意止血,否则术后易有阴囊血肿。

第二十三节 睾丸扭转

睾丸探查复位术

【适应证】
1. 经过彩色超声、核素检查诊断睾丸扭转。
2. 如果不具备上述检查条件,经过病史、体检怀疑睾丸扭转,可行探查手术。

【操作方法及程序】
1. 阴囊下方做横切口,打开睾丸鞘膜腔。
2. 将睾丸拖出阴囊外,观察精索、睾丸形态、色泽、质地,有无睾丸扭转。
3. 如有睾丸扭转,将睾丸逆扭转方向复位。如果睾丸血液循环良好,复位后将其与阴囊肉膜固定。如果睾丸血液循环不佳,呈暗紫色,经过温盐水湿敷后切开睾丸白膜,如果有鲜红色血液流出,可保留睾丸,反之则证明睾丸坏死,应行睾丸切除。对侧睾丸固定以降低发生异位扭转的风险。

【注意事项】
1. 如果睾丸扭转症状已超过 12~24 小时,辅助检查证明睾丸已经坏死,是否做手术探查需要向家长交代病情,征求家长对手术的意见。
2. 术中如果不能确定睾丸已经坏死,不能行睾丸切除。

第二十四节 性分化异常

一、保留阴蒂头的阴蒂缩小成形术

【适应证】

性分化异常,阴蒂肥大并选择女性性别。

【术前准备】

对于女性肾上腺皮质增生患儿,术前内科治疗至雄激素水平正常,并且围手术期需要补充应激剂量氢化可的松。

【操作方法及程序】

1. 阴蒂头缝牵引线。于包皮内外板交界处切开,保留所有的包皮内板,阴蒂腹侧做两平行切口,以保留阴蒂腹侧皮肤,沿冠状沟做环行切口达 Buck 筋膜。将阴蒂皮肤脱套状退至阴蒂海绵体分叉处。

2. 阴蒂根部放置止血带或将分叉海绵体向耻骨方向压迫止血,阴蒂腹侧正中切开 Buck 筋膜达白膜,于白膜内游离出阴蒂海绵体,完整切除阴蒂海绵体,保留分叉处远端海绵体组织 2~3cm。

3. 如果阴蒂头较大,可于阴蒂头腹侧楔形切除部分阴蒂头,缩小阴蒂头,并将阴蒂头固定于海绵体残端。

【注意事项】

1. 如果将阴蒂头海绵体缝合到耻骨处,青春期后可能会产生疼痛和不适。

2. 术后应补充激素如氢化可的松,并终身在内科医师指导下补充激素。

【并发症】

阴蒂头缺血坏死,应保留好阴蒂背侧的神经血管束,勿损伤。

二、尿生殖窦游离阴道成形术(整体及部分游离技术)

【适应证】

性分化异常,有尿生殖窦畸形并选择女性性别。

【操作方法及程序】

1. 先用内镜评估汇合位置,并经内镜留置 Fogarty 管在阴道、Foley 尿管在膀胱,直肠内放置海绵或凡士林纱布。

2. 先做阴蒂成形术。在尿生殖窦后方中线处游离,直到腹膜反折处,这样可以接近全部的阴道后壁。

3. 继续在耻骨后向近端游离尿生殖窦,整体游离需要切断尿生殖窦和耻骨之间无血管的韧带,整个尿生殖窦就很容易拖至会阴。部分游离则不需切断耻骨膀胱韧带。此时,阴道内很容易触及 Fogarty 球囊,将阴道后壁切开,阴道缝合至会阴或嵌入皮瓣扩大阴道外口。

4. 游离出的尿生殖窦可以在腹侧切开,用于做前庭,利用会阴皮瓣修复阴道后壁。

【注意事项】

1. 会阴皮瓣要制作足够长、足够宽,此外,阴道远端 1/3 通常是狭窄的,所以后壁切口要向近端延长,直至看到正常口径的阴道。并且游离阴道足够长度,保证吻合无张力,并提供一个正常口径的阴道入口。

2. 尿生殖窦整体游离可能损伤盆底肌群和尿道括约肌,导致压力性尿失禁。术中需仔细解剖尿生殖窦,保护尿道括约肌。

【并发症】

1. 阴道口狭窄、阴道回缩。

2. 尿失禁。

三、阴唇成形术

【适应证】

性分化异常,选择女性性别。

【操作方法及程序】

1. 将阴蒂包皮背侧纵切,转移到尿道板黏膜两侧,与保留的尿道板及阴道侧方吻合作为小阴唇。

2. 阴唇阴囊行 YV 整形,下移拉长,形成大阴唇。

【并发症】

切口瘢痕。

第二十五节 女性尿道黏膜脱垂

脱垂黏膜切除术

【适应证】

女性尿道黏膜脱垂。

【操作方法及程序】

1. 截石位,沿脱垂尿道黏膜 6 点、12 点纵向切开至尿道口。

2. 沿尿道口边缘分别环行切除脱垂尿道黏膜。用可吸收缝线连续缝合创面止血。尿道内留置导尿管。

【注意事项】

1. 切除脱垂尿道黏膜时应以尿道外口边缘为准。切除过少可引起复发,切除过多易导致尿道口狭窄。

2. 注意与输尿管膨出相鉴别。

第二十六节 尿道瓣膜与尿道狭窄

一、经尿道电切尿道瓣膜术

【适应证】

一般状况较好,尿道可以容纳尿道镜的尿道瓣膜患儿。

【禁忌证】

1. 有泌尿系感染和/或电解质失调者,应先留置导尿管引流尿液、控制感染、矫正水电解质电失衡。

2. 小儿尿道细小,无法容纳尿道镜者。

【操作方法及程序】

1. 截石位,自尿道口轻柔放入尿道镜达膀胱。观察膀胱内黏膜、输尿管口情况。

2. 从膀胱退出尿道镜,于精阜远端可见后尿道瓣膜如声带样。用电刀切开背侧 12 点处,补充电切 3 点及 9 点处。挤压膀胱,观察尿道排尿情况,了解梗阻解除效果。

3. 如为前尿道瓣膜,后退尿道镜,于阴茎根部可见瓣膜从背侧发出,在尿道腹侧汇合形成梗阻。用电刀切开腹侧 6 点处瓣膜后,瓣膜破溃。挤压膀胱,尿道口出尿,了解梗阻解除效果。前尿道瓣膜多合并憩室,憩室小于 3cm,可以行经尿道瓣膜切开,主要处理憩室的远端缘。如果合并憩室直径大于 3cm,建议开放手术。

4. 尿道内留置导尿管引流。

【注意事项】

1. 对于尿道口径细小无法容纳尿道镜者,不要用暴力置入尿道镜,以免损伤尿道。

2. 经尿道镜电切前尿道瓣膜时,勿电切过深,以免造成尿外渗。

3. 尿道瓣膜电切后,应注意随诊观察输尿管反流是否消失,有无膀胱功能异常,以及肾功能恢复情况。

二、经尿道内切开尿道狭窄

【适应证】

外伤性或其他原因造成的尿道狭窄。

【操作方法及程序】

1. 截石位,自尿道口放入尿道镜达狭窄尿道处,首先插入 3F 输尿管进入膀胱做标记。

2. 用冷刀切开 12 点处瘢痕后,镜体可通过狭窄段尿道,了解尿道狭窄长度、位置。用冷刀进一步切开尿道 3~9 点处的背侧瘢痕。

3. 切开瘢痕后用尿道扩张器扩张尿道,并挤压膀胱,观察排尿情况,了解手术效果。尿道内留置导尿管做支架及引流。

4. 如果尿道狭窄段长(超过 1.5cm)、尿道瘢痕重,可以通过膀胱或尿道放入钛镍记忆合金支架。

【注意事项】

1. 尿道切开时主要切尿道背侧。如果腹侧瘢痕多可以适当切开,但要掌握深度,以免切开直肠。

2. 前尿道切开要掌握深度,如切破海绵体可造成尿外渗。

3. 如果尿道内瘢痕过多,多次内切开无效,需及时改开放手术。

4. 尿道内切开主要用于男孩,对于女孩效果通常不满意。

第二十七节 膀胱输尿管反流

经内镜的注射疗法

【适应证】

原发性膀胱输尿管反流。

【禁忌证】

1. 输尿管开口形态、位置异常,伴有膀胱憩室的膀胱输尿管反流。

2. 输尿管再植术后的膀胱输尿管反流。

【操作方法及程序】

1. 截石位,膀胱镜进入膀胱后,找到反流的输尿管开口。

2. STING 法 经膀胱镜操作孔放注射针头,于输尿管开口下方 2~3mm、6 点位刺入膀胱黏膜下 2~5mm,注射防反流生物胶(平均注射量为 0.36ml±0.18ml)形成一水坝状突起。

3. HIT 法 对于初次注射治疗失败的和Ⅳ、Ⅴ级输尿管反流的病例,可以采用 HIT 法。膀胱半充盈状态,灌注水流冲开输尿管开口,将注射针头在 6 点位经输尿管开口内刺入输尿管黏膜下 4mm,沿输尿管壁间段注射防反流生物胶。

【注意事项】

1. 术后注意有无腹痛、恶心、呕吐等输尿管急性梗阻的症状。

2. 术后检测泌尿系统感染相关指标。

3. 3 个月后复查排尿性膀胱尿道造影,了解输尿管反流是否好转。

4. 如注射疗法无效,可再次注射,或行开放手术或气膀胱手术治疗。

第四章 小儿矫形外科疾病

第一节 先天性肌性斜颈

一、先天性肌性斜颈康复非手术治疗

【适应证】

1. 年龄在 1 岁以下,尤其是 6 个月以下婴儿。

2. 胸锁乳突肌挛缩轻微者。

【禁忌证】

1. 颈椎不稳定者。

2. 胸锁乳突肌挛缩严重者。

【操作方法及程序】

1. 固定双肩,下颌倾向患侧,头向健侧牵拉。

2. 固定双肩,头向患侧轻度旋转,使胸锁乳突肌牵拉延长。

3. 牵拉同时,进行轻柔手法按摩胸锁乳突肌。

4. 每天至少 100~200 次,次数越多越好。

【注意事项】

手法要轻柔,每天要多次进行。

二、胸锁乳突肌切断术

【适应证】

1. 年龄在 1 岁以上。

2. 非手术治疗无效者。

3. 胸锁乳突肌挛缩较重者。

【操作方法及程序】

1. 有条件的以全麻为宜,小年龄合作者也可局麻。

2. 选胸锁乳突肌下方附着点横切口。

3. 切断胸锁乳突肌的锁骨头和胸骨头。

4. 彻底松解周围挛缩的组织,包括浅、深筋膜及颈阔肌。

5. 年龄偏大的患儿术后宜用石膏或颈托固定 2~4 周。

【注意事项】

1. 胸锁乳突肌下为颈内静脉,应小心分出,防止损伤引发的出血。

2. 胸锁乳突肌的所有肌纤维均应切断,术中应由台下协助头部向患侧旋转,检查是否还有未切断的纤维组织。

3. 将切断的近端肌组织向上加以游离,以防粘连而复发。

4. 对出现复发的患儿,应观察 6~12 个月,再行粘连分离或将上端的乳突头切断。

5. 晚期患儿宜行胸锁乳突肌的远近两端松解。

6. 近端松解时要注意避免损伤副神经和面神经。

第二节 发育性髋关节发育不良

骨盆髂骨截骨术(Salter)

【适应证】

轻、中度髋臼发育不良。

年龄 18 个月至 6 岁。

【操作方法及程序】

1. 前外侧 S-P 切口或比基尼切口。

2. 逐层显露,经髂骨内外板的骨膜下剥离至坐骨切迹。

3. 经坐骨切迹穿过线锯,至髂前上下棘间截骨。

4. 巾钳夹持截骨远近端,固定近端的同时将远端拉向前、外、下。

5. 将预先取好的楔形髂骨块置入张开的截骨间隙;用 2~3 枚光滑或半螺纹的钢针贯穿固定。

6. 年长患儿需考虑行股骨短缩、去旋转截骨术。

7. 术后单髋人字石膏固定 6 周。

【注意事项】

1. 显露及截骨时使用骨膜下牵开器保护,防止损伤坐骨神经及血管。

2. 截骨后要保持截骨后方的接触,勿张开或前后移动。

3. 钢针固定时要足够长但勿进入髋关节。

4. 股骨手术时,适当短缩,内翻或去旋转至正常或参考健侧。

5. 拆除石膏并拔出钢针后需下肢外展支具保护 1 个月并行功能锻炼。

第三节 股骨头缺血坏死

一、非手术治疗

【适应证】

1. Catterall Ⅰ 型及 Ⅱ 型患儿。

2. 年龄<10 岁。

3. 肌肉痉挛,髋部疼痛明显。

【禁忌证】

1. Catterall ID 型及 N 型患儿。

2. 股骨头已有半脱位。

3. 头臼不对称。

4. 已产生继发性退行性关节炎。

5. 患儿及家长心理上无法接受支具。

【操作方法及程序】

1. 卧床并行患肢外展位皮肤牵引和避免负重,可以迅速缓解肌肉痉挛和疼痛,有利于恢复髋关节活动。

2. 两下肢长腿外展内旋位石膏管形固定或外展支具治疗。将髋外展 40°~45°,内旋 10°~15°,石膏管形固定,同时鼓励患儿端坐、屈髋和顺时针、逆时针旋转活动,或借助拐杖行走。也可佩戴外展行走支具。

【注意事项】

1. 若家属不接受非手术治疗,可以考虑采用手术治疗。

2. 手术治疗并不尽如人意,且手术不能缩短此病的自然进程。

3. 非手术治疗的时间是 1~1.5 年。

二、Salter 髂骨截骨术

【适应证】

1. Perthes 病Ⅲ型及 N 型患儿。

2. 年龄<6 岁。

3. 髋关节半脱位能同时做切开复位者。

【禁忌证】

1. 股骨头与髋臼不匹配。

2. 严重髋发育不良。

【操作方法及程序】

1. 全麻或硬膜外麻醉,取 Smith-Peterson 髋关节前外侧切口。

2. 在阔筋膜张肌与缝匠肌、股直肌之间钝性分离,显露髂前上下棘。

3. 劈开髂嵴骨骺,骨膜下分离髂骨内外板达坐骨切迹。

4. 用直角钳从髂骨外板伸入坐骨切迹,夹住线锯一端后缓慢退出直角钳,经坐骨大孔至髂前下棘截骨,远端截骨块向前、向下、向外方转位。

5. 取一髂骨翼三角形骨块,嵌入间隙,2 枚克氏针固定。

6. 术后髋人字形石膏外展位石膏固定 6 周。

【注意事项】

1. 术中注意截骨线应从坐骨大孔经髂前下棘截断。

2. 2 枚克氏针须通过截骨近端、植骨块和截骨远端,同时应防止进入髋臼。

3. 截骨后,远端截骨块应向前、下、外转位。

4. 内收肌和髂腰肌有挛缩时,应同时松解。

5. 术后 8~12 周,截骨处愈合后逐渐下地功能锻炼。

6. 手术主要缺点是可能导致股骨头受压和骨盆轻度延长。

三、Chiari 髋臼内移截骨术

【适应证】

1. Perthes 病Ⅲ型及Ⅳ型患儿。

2. Perthes 病伴股骨头半脱位,伴髋关节疼痛。

3. DDH 后并发股骨头缺血坏死所致扁平髋畸形。

【禁忌证】

1. 年龄<6 岁。

2. 如女孩双侧病变不宜行此手术,因术后骨盆内径变窄影响日后分娩。

【操作方法及程序】

1. 全麻或硬膜外麻醉,取 Smith-Peterson 切口。

2. 分离阔筋膜张肌与缝匠肌间隙,切开髂嵴软骨,骨膜下分离髂骨内外板至坐骨切迹,松解股直肌。

3. 行骨盆截骨,截骨线沿关节囊附着处弧形进行,前起髂前下棘,后方止于坐骨切迹或用线锯呈外低内高 10°~15°,关节囊外截骨。

4. 外展患肢向内推移使髋臼有一定程度的内移。

5. 术毕,髋人字形石膏固定于髋关节屈曲 20°~30°,中立伸直位。

【注意事项】

1. 截骨时,呈外低内高 10°~15°。

2. 非手术治疗半年,股骨头骨骺继续变扁,<50%,干骺端广泛出现病损者,可以改用手术治疗。

3. 石膏固定 6~8 周,截骨处愈合后下床功能锻炼。

4. 向内推移过多有可能压迫坐骨神经。

四、股骨近端内翻截骨术

【适应证】

1. Catterall 分型Ⅲ型及Ⅳ型患儿。尤其是股骨头包容不好的患儿。

2. 股骨头半脱位或伴有前倾角过大和 CE 角较小者。

【禁忌证】

1. Catterall Ⅰ型及Ⅱ型。

2. 年龄<6 岁。

【操作方法及程序】

1. 全麻或硬膜外麻醉下股外侧切口显露大转子区。

2. 转子下用线锯截除一楔形骨块,基底位于内侧,基底高度根据术前外展内旋位 X 线片估计和计算而定。

3. 截骨后颈干角在 110°~130°为宜,PHP 钢板内固定。

4. 术后髋人字形石膏固定 6~8 周。

【注意事项】

1. 在 X 线检查证实截骨愈合后,开始下床功能锻炼。

2. 增加股骨头包容的同时,可矫正前倾角过大。

3. 尽管按操作程序进行手术,有时仍可出现髋内翻,肢体缩短,以及因术后大转子位置升高而伴发臀中肌无力。

第四节　先天性胫骨假关节

4in1 技术治疗

【适应证】

1. 假关节部位介于胫骨中下 1/3 者。

2. 假关节远段长度 4~5cm 以上者。

【禁忌证】

1. 并发局部溃疡和全身性感染者。

2. 患侧胫骨有严重骨质疏松者。

【操作方法及程序】

1. 借助患肢影像学资料做好术前测量及计划,备好 Ilizarov 外固定器及可延长髓内棒尺寸,外固定器固定环与患侧小腿环周均有不小于 3cm 间隙,内固定棒需与保留段胫骨髓腔最狭处直径相匹配。

2. 常规患肢及同侧髂骨翼消毒铺巾,仰卧位,小腿前外侧纵切口,显露胫骨假关节及同水平腓骨,贯通胫腓骨骨间膜。

3. 切除假关节四周肥厚增生的骨膜及异常软组织。

4. 按术前计划截除假关节段胫腓骨,送检病理,钻通胫腓骨髓腔。

5. 于患侧胫骨平台做正中纵切口,纵向分离髌韧带,显露胫骨平台,于其近端向远端穿入导针,测量并截取适当长度可延长髓内棒,将髓内棒置入髓腔及胫骨远端骨骺,近端埋置于胫骨近端骨骺内。

6. 在假关节远近端各垂直于胫骨贯穿 2 枚克氏针,2 针交角不小于 60°。

7. 将克氏针连接到 Ilizarov 外固定环螺栓配件上并拉紧,锁紧螺栓。

8. 沿同侧髂骨翼外缘做斜行切口,显露髂骨外板,在不造成过度损伤及出血的前提下,切取髂骨外板,刮取松质骨。

9. 将所得骨块与大量骨生物材料混合,回植于胫腓骨假关节周围及其骨间膜促进融合。

10. 逐层缝合切口。

【注意事项】

1. 做好术前计划,确定内固定及外固定尺寸。

2. 在行切除胫骨假关节的同时,相同平面切除超过其长度的一段腓骨,以备后期胫骨加压。

3. 髓内棒置入时,避免反复调整,过度损伤骨骺及生长板。

4. 贯穿克氏针时,注意避开重要血管神经,刺入达一侧骨皮质后方可改为钻入,钻穿对侧皮质后,改用摆动模式或用捶打的方式使克氏针露出对侧皮肤,避免损伤神经、血管。

5. 固定并拉紧克氏针前,需尽可能闭合截骨间隙,并确认截骨远近端无旋转畸形。

6. 手术切口及针道需暴露,保持干燥,利于观察及护理。

7. 术后拍片检查截骨端对合情况,必要时可借助外固定架闭合截骨端及加压。

第五节　膝内翻和膝外翻

一、单侧临时骨骺阻滞术

【适应证】

股骨远端和胫骨近段骨骺未闭合且至少存在半年以上生长期的膝内翻或膝外翻患儿,满足以下条件可考虑行单侧临时骨骺阻滞术:

1. 膝内翻的膝间距> 10cm,膝外翻的踝间距> 10cm。

2. 已确诊为低磷抗 D 佝偻病或肾性维生素 D 缺乏症,但已经儿内科治疗无活动性。

3. 单侧膝外翻(K 形腿)踝间距在 7~10cm 或临床上有膝关节疼痛。

【禁忌证】

1. 股骨远端和胫骨近端骨骺闭合或生长期少于半年。

2. 全身性疾病并发膝内、外翻尚未明确诊断或仍未得到控制。

3. 中、轻度膝内翻或膝外翻。

【操作方法及程序】

1. C 型臂 X 线机体表定位骨骺位置,由此确定手术切口。

2. 分离显露至骨膜外,不剥离骨膜,保护骨骺。

3. C 型臂 X 线机下克氏针定位骨骺位置,以此为引导置入 8 字钢板。

4. C 型臂 X 线机下确认 8 字钢板在冠状位和矢状位位置无误,缝合切口。

5. 术后弹力绷带固定 2 周。

【注意事项】

1. 置入 8 字钢板过程中,需要随时检查钢板在正、侧位的位置,以及螺钉走行是否损伤骨骺,如存在及时调整。

2. 置入 8 字钢板后,屈伸膝关节确认有无活动受限。

3. 术后 2 周可拆除弹力绷带进行康复训练。

二、截骨矫正术

【适应证】

1. 膝内翻的膝间距>10cm,膝外翻的踝间距>10cm。

2. 已确诊为低磷抗 D 佝偻病或肾性维生素 D 缺乏症,但已经儿内科治疗无活动性。

3. 单侧膝外翻(K 形腿)踝间距在 7~10cm 或临床上有膝关节疼痛。

【禁忌证】

1. 全身性疾病并发膝内、外翻尚未明确诊断或仍未得到控制。

2. 中、轻度膝内翻或膝外翻。

【操作方法及程序】

1. 腰椎或硬膜外麻醉。

2. 膝内翻多需胫腓骨截骨,膝外翻宜行股骨下端截骨术。

3. 单纯张开式截骨、楔形切除式截骨或圆顶拱式截骨可依患儿年龄、术者经验选择。

4. 截骨后用 2 枚克氏针做内固定,或行保留极少量的骨皮质长腿石膏内折骨术矫形。

【注意事项】

1. 股骨下端截骨,如需要选用内侧切口,应防止损伤股动脉脉、静脉。

2. 严重的膝外翻(踝间距超过 15cm)宜选用楔形切除一段骨质,以防止在矫正中过度牵拉腓总神经而并发足下垂。

3. 有外伤史的患儿术前应检查有无骺板损伤所致的局部骺早闭。

4. 有条件的宜在术前请儿内科、内分泌专业医师会诊,共同协作诊治。

5. 有时在治疗维生素 D 缺乏病引起的膝内翻或膝外翻时,需要辅以支具预防畸形复发。

第六节　先天性马蹄内翻足

一、非手术治疗

【适应证】

1. 出生后。

2. 畸形松软者效果较好。

【禁忌证】

1. 无绝对禁忌,可配合石膏矫形治疗。

2. 畸形僵硬者效果较差。

【操作方法及程序】

1. 手法矫正康复治疗,石膏矫形固定前进行多次手法矫正,先矫正前足旋前、内收,跟骨内翻,后矫正马蹄,矫正后石膏固定维持矫形效果。

2. Ponseti 方法石膏治疗,先矫正前足旋前、内收后打前足石膏,然后矫正足内翻和马蹄畸形,在矫正位再继续打石膏。为防止石膏滑脱,打屈膝长腿石膏,每 1 周更换一次,经 5~7 次石膏治疗,跟腱挛缩较重者可经皮跟腱切断术矫正马蹄畸形,石膏固定 3 周后改为支具治疗,坚持应用支具至 3~4 岁。

【注意事项】

1. 注意防止石膏过紧发生血液循环障碍和压疮。

2. 屈膝长腿石膏固定防止石膏脱落。

3. 循序渐进地进行石膏矫形治疗,防止皮肤牵张明显导致血液循环障碍。

4. 畸形较僵硬者,可辅以手术治疗。

二、软组织松解手术

【适应证】

1. 经非手术治疗效果不佳者。

2. 配合骨性手术治疗。

【禁忌证】

畸形较松软者,尝试非手术治疗前。

【操作方法及程序】

1. 宜选择全麻。

2. 依据不同节段的畸形及畸形严重程度选择不同的术式,如经皮跟腱切断术、跟腱延长术、跖腱膜松解术、浅表内侧跖侧松解术、深部内侧跖侧松解术、后侧松解术、环形松解术等。

3. 术后石膏固定 6 周。

【注意事项】

1. 注意防止石膏压疮和脱落。

2. 软组织松解不彻底,矫形效果不佳。

3. 熟悉局部解剖,防止神经血管损伤。

4. 软组织彻底松解后仍不能矫正畸形者,考虑骨性手术治疗。

5. 去除石膏后支具辅助治疗,维持矫形效果。

三、肌力平衡手术

【适应证】

1. 年龄 6 个月至 2 岁。

2. 松软型。

【禁忌证】

僵硬和骨性变形明显的不宜行肌腱转移术者。

【操作方法及程序】

1. 选择全麻。

2. 先行跟腱延长术,并松解胫距、距跟关节囊。

3. 中足前内侧切口,从第一跖骨基底部切断胫骨前肌腱止点,于踝上胫前做小切口,将胫骨前肌腱从该口拉出。

4. 根据畸形轻重,决定胫骨前肌移位固定的部位,通常将该肌固定在外侧楔骨或骰骨上。

5. 术后打屈膝长腿石膏固定 6 周。

【注意事项】

1. 注意防止石膏压疮和脱落。

2. 固定肌腱时使用足底纽扣并把肌腱缝合于骨膜来加强,避免肌腱由骨内脱出。

3. 熟悉局部解剖,仔细操作,避免腓浅神经损伤。

4. 去除石膏后支具辅助治疗,维持矫形效果。

四、骨性手术

【适应证】

骨骼严重变形、僵硬性马蹄内翻足。

【禁忌证】

能够通过软组织松解、肌腱转移的方法治疗的畸形。

【操作方法及程序】

1. 选择全麻。

2. 先行软组织松解手术,计划转移肌腱游离备用,骨性手术后维持适当张力固定。

3. 根据畸形节段及严重程度,选择不同骨性手术术式,如距骨切除术、内侧楔骨开放截骨术、骰骨闭合楔形截骨术等。

4. 术后石膏固定6周。

【注意事项】

1. 注意防止石膏压疮和脱落。

2. 截骨切除骨块不合适导致畸形残留。

3. 选择合适方法固定截骨部位,如克氏针、U形钉等。

4. 熟悉局部解剖,仔细操作,避免血管神经损伤。

5. 去除石膏后支具辅助治疗,维持矫形效果。

第七节 新生儿骨折

一、锁骨骨折"8"字绷带固定法

【适应证】

1. 锁骨青枝骨折。

2. 锁骨横断骨折。

【操作方法及程序】

不用麻醉,助手将患儿两上肢外展,双肩后伸,胸部挺直,腋下置棉纸或纱布。术者用绷带将两肩部呈"8"字形固定,"8"字交叉点在后背。

【注意事项】

1. 绷带缚扎不宜过紧过松。过紧,影响上肢血液循环;过松,不能起到固定制动和矫正肩部低落的效果。

2. 避免粗暴固定,即使存在较重畸形也能随小儿生长发育塑形矫正。

3. 要检查并记录是否已存在臂丛神经麻痹。

4. "8"字绷带固定后要用三角巾悬吊患侧上肢,以免除患侧上肢的重力和活动造成伤处疼痛,小婴儿也可将上臂缚于胸侧固定。

二、肱骨干骨折复位小夹板固定法

【适应证】

有移位的婴幼儿肱骨干骨折。

【操作方法及程序】

清醒状态下,患儿仰卧,患肢上臂外展,前臂旋前,助手拉住腋窝做轻柔对抗牵引,术者拉住患儿肘部渐渐向远端牵引,骨折重叠处轻柔手法复位,取4块小夹板或石膏夹板做前后左右固定,布条或绷带缚紧,屈肘位患肢贴胸壁固定。如果骨折端嵌插或无移位,可直接将患肢贴胸壁固定。

【注意事项】

1. 不强调整复移位。即使未整复移位,随患儿生长也能逐渐矫正畸形。
2. 固定后需要密切注意患肢血液循环,一旦发现皮肤颜色改变应放松夹板固定。
3. 固定时间一般2~3周。
4. 注意并记录是否合并桡神经损伤。
5. 年龄大的患儿可改用屈肘的长臂石膏,并加颈袖悬吊,利用石膏重量使骨折复位。

三、股骨干骨折下肢悬垂皮肤牵引(Bryant 牵引)

【适应证】

3岁以下的股骨干中上段骨折。

【禁忌证】

1. 合并肺炎。
2. 股骨下端骨折。

【操作方法及程序】

不须麻醉将两下肢贴上胶布,加用分离板预防踝部压疮,外面用绷带包扎后向上固定于牵引架上,使臀部离床2~3cm,如果是上1/3骨折,患侧下肢应较对侧高1~2cm,使患肢加大屈曲和外展位牵引。时间2~3周。也可采用绷带固定法(Crede 法)或 Pavlik 吊带制动。

【注意事项】

1. 先天性心脏病患儿和未成熟儿须慎重做下肢悬垂皮肤牵引。
2. 注意保暖,预防肺炎。注意观察足部皮肤颜色等血液循环情况。
3. 绷带固定时,应防止缚得过紧。

四、肱骨下端骨骺分离手法复位石膏固定

【适应证】

肱骨下端骨骺分离。

【操作方法及程序】

清醒状态下,轻柔牵引前臂,并向前推压尺骨鹰嘴突,整复分离的骨骺或逐渐屈肘至60°,石膏板固定或伸直位石膏板固定。固定时间2~3周。

【注意事项】

1. 石膏板固定时,应密切观察肢端血液循环情况。

2. 常可发生畸形愈合,不能自行矫正的可手术复位。

3. 整复前记录手部循环情况,如指甲颜色、被动伸手指有无疼痛和桡动脉搏动,以及是否并发神经功能障碍。

4. 属关节内骨折,注意骨折愈合后肘关节活动度的康复训练。

第八节　儿童骨折

一、肱骨髁上骨折手法复位经皮克氏针固定

【适应证】

1. 骨折移位明显但肿胀不重者。

2. 手法复位后不稳定者。

【禁忌证】

1. 肿胀严重者。

2. 复位后骨折稳定者。

【操作方法及程序】

1. 宜选用臂丛神经阻滞或全麻。

2. 手法复位,一名助手固定上臂,另一助手牵拉前臂,术者应根据骨折类型及移位情况,先纠正侧方移位和旋转后,用手指将骨折远端前移对位,逐渐屈肘关节于 $60°\sim90°$ 位置。

3. 在 C 型臂 X 线机监视下,无菌消毒,敷无菌巾,经肱骨内外髁交叉钻入克氏针固定。

4. 上肢功能位石膏托固定。

【注意事项】

1. 术中经内髁克氏针钻入注意防止尺神经损伤。

2. 双针交叉部位一定要在骨折线以上,并穿透对侧骨皮质。

3. 可选用经外侧穿针平行固定法。

二、肱骨髁上骨折切开复位内固定术

【适应证】

1. 合并血管损伤的肱骨髁上骨折。

2. 开放性肱骨髁上骨折。

3. 陈旧性移位骨折。

4. 经手法复位失败者。

【操作方法及程序】

1. 宜选用臂丛神经阻滞或全麻。

2. 皮肤切口一般经桡侧后外侧切口,如要行血管检查可行肘前 S 形切口。

3. 切开皮肤及外侧肌达骨膜,行骨膜下分离,即显露骨折端,清除积血。如陈旧性骨折要以骨膜剥离器清除骨痂复位。如前路手术检查肱动脉有无被骨折近端挫伤,应仔细从骨端分离后,骨折复位克氏针固定后再处理血管。如血管内膜损伤需要切除损伤段行血管吻合术。

4. 骨折复位后经肱骨内、外髁交叉钻入克氏针,要求克氏针必须固定于对侧骨皮质以求稳定。

5. 术后功能位石膏板托固定4~6周。

【注意事项】

1. 适量抗生素预防感染。

2. 术后抬高患肢。

3. 术中经内髁克氏针钻入注意防止尺神经损伤。

4. 术后4周骨折愈合后拔出克氏针,开始行功能康复训练。

三、肱骨外髁骨折切开复位术

【适应证】

1. Ⅲ型翻转移位及Ⅱ型复位难以达到解剖复位者。

2. 陈旧性移位骨折。

【操作方法及程序】

1. 可选用全麻或臂丛阻滞麻醉。

2. 行肘外后侧切口。

3. 切开后即可见骨折移位情况,施行复位。陈旧性时间久者,由于翻转移位造成伸肌腱挛缩,应予以适当松解,但不宜松解过多,以防肱骨头血液循环障碍而坏死或影响骨折愈合。

4. 用克氏针固定,一般以2枚为宜。

5. 术后石膏托固定4周。

【注意事项】

1. 适量抗生素预防感染。

2. 术后抬高患肢。

3. 术后4~6周骨折愈合后拔出克氏针,开始行功能康复训练。

4. 切口靠前可能损伤骨间背侧神经。

5. 整复后,内固定前注意观察滑车关节面是否平整。

四、股骨干骨折牵引疗法

【适应证】

1. 闭合性新鲜股骨干骨折。

2. 无血管损伤者。

【禁忌证】

1. 开放性骨折。

2. 陈旧性骨折。

3. 合并血管损伤骨折。

4. 多发性骨折。

5. 股骨远端髁上骨折有移位者。

【操作方法及程序】

1. 根据不同年龄、骨折部位及移位情况,选择不同牵引方式。

2. 牵引后 5~7 天用床边 X 线机检查对位情况,并及时调整位置,力争对位对线满意。

3. 对位对线满意后局部可用小夹板辅助固定,但要松紧适度,密切观察足趾血液循环情况。

4. 2~3 周后如需要可更换髋人字形石膏或支具固定。

【注意事项】

1. 牵引中要密切观察足趾血液循环变化,尤其采用悬吊皮牵引的患儿更应重视。

2. 并发神经损伤的多为挫伤,应观察其恢复情况,一般 3 个月如不恢复,经电生理检查后决定是否手术探查。

五、股骨干骨折手术治疗

【适应证】

1. 开放性骨折。

2. 多发性骨折。

3. 合并血管损伤的下 1/3 骨折。

4. 陈旧性移位骨折。

【操作方法及程序】

1. 宜在全麻或硬膜外麻醉下手术。

2. 股骨干横形和短斜行骨折可选用弹性髓内钉固定。

3. 股骨干粉碎性骨折、开放性骨折可选用外固定架固定。

4. 股骨远端骨折,特别是股骨髁上骨折可用克氏针交叉固定。

5. 弹性髓内钉固定术后宜打髋人字形石膏或支具固定。

6. 年龄超过 11 岁或体重大于 50kg,可采用带锁髓内钉或钢板治疗。

【注意事项】

1. 由于小儿多动,无论是钢板或弹性髓内钉固定均应加石膏外固定。

2. 术后注意足趾运动及血液循环情况。

3. 适量抗生素预防感染。

4. 拆除石膏后逐渐开展功能训练,加快关节功能的恢复。

5. 年龄较小者注意定期复查,观察有无肢体过长情况。

第九节　急性骨髓炎

减压引流术

【适应证】

1. 骨脓肿和邻近的软组织脓肿。

2. 局限性骨脓肿多为亚急性感染,引流不畅。

3. 慢性骨感染常有死骨,应一并取出。

【操作方法及程序】

1. 引流前应用超声、X 线检查和针吸仔细定位。

2. 切开后观察病变部的骨皮质,如未受累可用骨钻或刮匙探查。

3. 若有脓性分泌物应行骨皮质开窗以利引流。

4. 若为血液溢出,可能还须换位探查,直到有脓液引出。

5. 髓腔内置两条硅胶管,一条供持续冲洗,另一条连接负压引流用。引流管常于 5~7 天后拔出。

6. 切口尽可能间断缝合。

7. 石膏制动。

【注意事项】

1. 骨开窗时切忌穿透对侧骨皮质,以预防病理骨折。

2. 诊断后采用抗生素治疗有明显进步的可暂缓引流术。

3. 亚急性感染、反复发作对抗生素耐药、局部出现疼痛或再现全身中毒症状时,才需要引流。

4. 引流时要避免损伤骺板,以免影响骨的正常生长发育。

5. 慢性骨髓炎的引流主要针对残存死骨。取出死骨的同时应注意消灭无效腔和刮除感染性肉芽。标本应送病理检查。注意局部制动,预防病理骨折。抗生素使用到血沉恢复正常。

第十节 骨样骨瘤

【适应证】

1. X 线检查显示骨内有 1~2cm 的小透亮区,四周有硬化骨包围,瘤穴内有钙化点。

2. 疼痛明显,夜间尤甚,常需要服用止痛药,非手术治疗久治不愈。

【禁忌证】

1. 未除外感染。

2. 病变部位特殊,医生对此病缺少经验。

【操作方法及程序】

1. 依据病变部位选全身麻醉或其他区域性阻滞麻醉。

2. 按解剖层次到达病变骨的表面。

3. 手术切除瘤穴,而不是其四周的硬化骨组织。

【注意事项】

1. 要求在术中用床旁或 C 型臂 X 线机透视准确定位。

2. 彻底切除病变,即瘤穴。

3. 术后 C 型臂 X 线机透视核实瘤穴是否彻底切除。

4. 临床印证方法为,术后原疼痛症状立即消失。

5. 股骨颈内有时可见到骨内化骨,没有瘤穴,临床上无疼痛症状,注意防止误诊。

第十一节　骨囊肿

【适应证】

1. 骨囊肿较小或距骺板邻近且无明显症状的患儿宜先采用非手术治疗。

2. 囊肿大、距骺板 1cm 以上的或发生病理骨折的可考虑选用手术治疗。

【操作方法及程序】

1. 非手术治疗　包括穿刺将囊内草黄色液体吸净，然后注入造影剂以证实诊断，同时了解囊腔的容积，在造影剂消散后或吸出后，注入醋酸泼尼松 50mg 或自身骨髓。一般可每3 个月 1 次，常需 3~6 次。目前在穿刺抽液及病理组织后，可注入人工骨泥到囊腔内。

2. 骨囊肿刮除植骨术　在全身麻醉下手术，借助 X 线透视或 CT 测定病变部位、大小和方向，按病变的大小设计骨囊肿骨皮质开窗减压，然后刮除囊内组织，主要是内衬的纤维膜，最后取髂骨剪成碎片植入腔内，缝闭切口。

3. 骨囊肿囊腔穿刺引流、髓内针内固定术。

【注意事项】

1. 非手术治疗在注入造影剂或醋酸泼尼松时，容量切勿过大，否则产生压力导致患儿疼痛。

2. 切开手术治疗时刮除囊中内容物时要彻底，切勿损伤骺板。

3. 植骨一定要充分，不留空隙，否则易复发。

4. 非手术或手术治疗均应用石膏板或支具保护，以免发生病理骨折。

第十二节　骨软骨瘤

【适应证】

1. 单发性骨软骨瘤压迫邻近肌腱、刺激神经、摩擦产生滑囊炎、限制关节活动、影响功能和相邻骨的发育，以及蒂部外伤后骨折等时需手术切除。

2. 生长过快，产生疼痛，可能恶变者。

3. 多发性骨软骨瘤不可能全部切除，引发疼痛、功能障碍、生长畸形、可能恶变的单发性病变时需手术切除。

【禁忌证】

无症状的骨软骨瘤，因不需切除，可视为相对禁忌证，家长强烈要求切除时也可考虑手术。

【操作方法及程序】

1. 可在局部阻滞麻醉或全麻下手术，使用止血带。

2. 定位后在肿瘤基底部环周切开骨膜。

3. 将包绕覆盖肿瘤的骨膜、骨质的瘤体及其顶部的软骨帽一并切除。

4. 止血后缝合。

5. 对造成尺、桡骨弯曲，膝内、外翻畸形和肢体不等长的可选用 U 形铜钉，可行截骨术和肢体延长术矫形。

【注意事项】

1. 切除肿瘤时预防骺板损伤,二者过近时可暂时密切观察,待生长过程中肿物离开骺板后再行手术。

2. 切除肿瘤的范围应包括肿瘤上的骨膜、瘤体和软骨帽,否则易复发,甚至恶性变。

第十三节 骨 肉 瘤

【适应证】

1. 强调使用各种手段,如 CT、骨扫描、血管造影、MRI、活体组织检查、肺部检查等,以期早期诊断。

2. 手术治疗为首选,手术以截肢向挽救肢体转化,但要根据骨肉瘤的分型和类别判断。

3. 在术前要用辅助化疗准备。

【操作方法及程序】

1. 全麻下,尽量用止血带防止肿瘤细胞扩散。

2. 依病变部位决定高位截肢、关节离断以至半骨盆切除术,最好用电刀操作,防止肿瘤扩散。

3. 在选择手术方法时既要考虑彻底切除肿瘤,也要考虑肢体功能,二者并重。

4. 根据条件增加放射治疗,如超高压照射、快速中子照射、放射性核素内照射等,防止肿瘤扩散。

【注意事项】

1. 重视多学科协作,如骨科、外科、内科化疗、放射及免疫科等。

2. 在发现肺部扩散时,不采取姑息态度,而是开胸切除转移病变,仍可能提高疗效。

第十四节 特发性脊柱侧弯后路融合手术

【适应证】

1. 生长期儿童的侧弯不断加重。

2. 青春期的严重畸形(>50°)伴有躯干不对称。

3. 非手术方法不能缓解的疼痛。

4. 胸椎前凸。

5. 明显的外观畸形。

【操作方法及程序】

1. 患儿俯卧于 Jackson 台架上,腹部悬空,保护好上肢及下肢。消毒铺巾。用手术贴膜封闭术区。

2. 自预定融合节段上 1~2 个椎体至下 1 个椎体做直切口。依次切开皮肤、皮下组织,剥离椎板后方肌肉,显露预定节段的棘突、椎板、关节突及横突根部。

3. 确定椎弓根螺钉进钉点后,按照破骨皮质、开路、探查、攻丝、探查、拧入螺钉的顺序置入椎弓根螺钉。使用软球探探查孔道的孔道底部和四壁。

4. 通过术中 C 型臂 X 线透视及脊髓监测确定螺钉已正确置入后,截取适当长度棒,在矢状面和冠状面预弯棒。

5. 用圆凿锐性切断下关节突,去除骨块而显露上关节突软骨,刮匙去除软骨。

6. 使用平移技术或椎体直接去旋转技术进行矫形,矫形完成后进行必要的加压和撑开。

7. 用 Cobb 圆凿去除整个已显露脊椎的骨皮质,从中线向两侧,以防圆凿滑入椎管。

8. 截骨的关节突关节间隙使用松质骨植入,后方椎板使用皮质骨植骨。

9. 在皮下或深层组织留置引流管,逐层缝合伤口,厚无菌敷料包扎。

【注意事项】

1. 术中可能出血较多,术前应建立静脉输液通道。动脉插管有利于连续监测血压。血细胞收集器可减少术中输血量。

2. 术中脊髓监测可以有效监测脊髓功能,结合使用躯体感觉诱发电位和运动诱发电位。

3. 融合是手术重要目标,如果脊柱自身骨量较少,可以使用自体肋骨、髂骨或同种异体骨。

4. 术后静脉应用抗生素 48 小时,拔出引流后逐渐下床,不需要术后制动。

第十五节　早发性脊柱侧弯生长棒手术

【适应证】

1. 生长期儿童的侧弯不断加重。

2. 侧弯范围广泛。

3. 仍有较长的生长发育期。

4. 肺功能及营养状况差,难以耐受大手术。

5. 明显的外观畸形。

【操作方法及程序】

1. 患儿俯卧于台架上,腹部悬空,保护好上肢及下肢。术前 C 型臂 X 线机提前定位远近端固定锥并作体表标识。

2. 消毒铺巾。用手术贴膜封闭术区。如侧弯度数大,可以考虑术中牵引。

3. 在近端固定节段根据体表标识做直切口。依次切开皮肤、皮下组织,剥离椎板后方肌肉,显露预定节段的棘突、椎板、关节突及横突根部。

4. 确定椎弓根螺钉进钉点后,置入椎弓根螺钉。一般在近端双侧置钉 2~3 组,且 C 型臂 X 线机确认避免破坏椎弓根上壁。

5. 同样方法在远端固定锥体置钉,远端双侧固定 2 组,避免破坏椎弓根下壁。

6. 每侧截取适当长度的两段棒,两段棒保证有超过 5cm 以上重叠范围,在矢状面和冠状面预弯棒后以多米诺连接器相连。

7. 在远端与近端固定锥体之间用长钳建立通道,将棒从通道穿过,旋转至合适位置与远近端椎弓根钉固定锁紧。

8. 撑开双侧棒并锁紧多米诺连接器,保证双侧多米诺在相近高度。C 型臂 X 线机确认矫正效果及近端固定锥处于水平位置。

9. 冲洗伤口后逐层缝合伤口,厚无菌敷料包扎。

【注意事项】

1. 生长棒手术的术前规划十分重要,远近端固定锥的确定需要利用术前脊柱正侧位 X 线片比较骶骨正中线与侧弯范围进行综合判断。

2. 近端固定锥除了椎弓根钉外也可以使用椎板钩,对于胸廓发育不良的患儿,可以采用肋骨钩固定,通过定期撑开达到矫正畸形同时扩大胸腔的作用。

3. 首次生长棒置入后,每 6~12 个月进行再撑开手术,每次撑开 0.5~1cm 距离,随着再撑开手术的增加,撑开会越来越困难,即生长棒递次缩减特点。

4. 经过数次再撑开手术后,待患儿骨骼发育成熟后,拆除生长棒内固定器械,行脊柱后路矫形融合固定手术。

第十六节　早发性脊柱侧弯石膏矫正手术

【适应证】

1. 幼儿期儿童的侧弯不断加重。

2. 侧弯范围广泛。

3. 仍有较长的生长发育期。

4. 肺功能及营养状况差,不适合手术。

5. 明显的外观畸形。

【操作方法及程序】

1. 患儿麻醉后,躯干外覆衬套后置于石膏床上,躯干吊带从衬套内通过并绷紧,患儿置于吊带上,近端枕颌吊带固定,远端骨盆吊带固定,双腿固定并轻度屈髋减小腰椎前凸。

2. 远近端牵引,躯干衬套外再套一层软衬绷带。确认近端腋下位置和远端髂前上棘位置。

3. 在躯干缠绕绷带 8 层。由术者和两名助手进行矫形,术者在顶锥区域进行去旋转和侧向加压矫正,两名助手分别扶握腋下和髂骨进行对抗。

4. 石膏干硬后进行腹部开窗,并在躯干凹侧侧后方开窗释放应力。修剪腋下和髋关节,臀部石膏保留日后患儿肢体活动空间。

5. 开窗部位内衬翻折固定,再缠绕 4~6 层石膏加强固定。

6. 石膏干硬后松开牵引,将躯干吊带从石膏内抽出。

【注意事项】

1. 石膏矫正需要足够的矫正力,但过大的矫正力会造成石膏卡压,出现皮肤压伤,甚至呼吸困难,具体矫正力需要根据年龄、脊柱柔韧度等因素判断。

2. 可在躯干内衬腹部区域放置腹垫,这样石膏在这个部位会更松,方便日后进食和呼吸。但需要确认双侧髂前上棘区域贴合紧致,否则石膏会从躯干脱落。

3. 进行石膏矫正过程中,要始终观察呼吸道压力,过高的压力会导致日后风险,如果石膏已经干硬,可以在胸廓前方纵向切开石膏较少卡压。

4. 石膏固定后要鼓励患儿下地行走活动,根据情况再次修剪修腋下、大腿前方和臀部区域石膏。

第五章 小儿外科肿瘤疾病

第一节 血 管 瘤

传统血管瘤的分类是以形态和病理特征来进行分类,主要分为毛细血管瘤、海绵状血管瘤、混合性血管瘤及蔓状血管瘤。该分类不能很好地指导临床治疗,现在已经很少使用。1982 年,美国的 Mulliken 和 Glowacki 以血管内皮细胞是否增殖的临床生物特征,将该病分为血管瘤与血管畸形两大类以指导临床诊疗。血管瘤是指血管内皮细胞异常增殖,分为增殖期、稳定期、消退期三期。血管畸形是指无血管内皮增殖,不会消退,以血管扩张为特征。该分类方法较科学且对临床的指导意义很大,所以接受度较广。

1. 血管瘤 是由胚胎期的血管组织增生而形成的,发生在皮肤和软组织的良性肿瘤,也可称"血管组织的错构瘤"。错构瘤是正常组织形成过程中过度生长而形成的肿瘤。

2. 血管畸形 是以血管为主的脉管系统为基础的发育畸形,而血管内皮细胞是正常的。通常随着患者的身体体积的增大成比例地相应扩大。

血管瘤可细分为良性、局部侵袭性(交界性)及恶性三类(表5-1)。

表 5-1 血管肿瘤的 ISSVA 分类(2014)

肿瘤类型	名称
良性血管瘤	婴幼儿血管瘤
	先天性血管瘤(快速消退型、不消退型、部分消退型)
	丛状血管瘤
	梭形细胞血管瘤
	上皮样血管瘤
	化脓性肉芽肿(又称分叶状毛细血管瘤)
	其他
局部侵袭性或交界性血管瘤	卡波西样血管内皮瘤,网状血管内皮瘤
	乳头状淋巴管内血管内皮瘤
	复合性血管内皮瘤、卡波西肉瘤,其他
恶性血管瘤	血管肉瘤,上皮样血管内皮瘤,其他

【适应证】

1. 观察随诊

(1)年龄小、瘤体不大、生长缓慢、有自然消退倾向的血管瘤,如皮肤的草莓样血管瘤、腮腺血管瘤等。

(2)不影响功能、生长慢的婴幼儿血管瘤。

（3）特殊部位的肿瘤，如颜面部、会阴部等，密切观察，防止贻误最恰当的治疗时机。

2. 局部外用药物　适用于浅表型婴幼儿血管瘤，常用药物有普萘洛尔软膏、卡替洛尔滴眼液等。外涂于瘤体表面或湿敷，每天 2~4 次。

3. 口服普萘洛尔或糖皮质激素　普萘洛尔是目前治疗婴幼儿血管瘤的一线药，剂量通常为 1~2mg/（kg·d），调整 2~3 次剂量，临床评估瘤体基本消退，可考虑在 1 个月内逐渐减量至停药。泼尼松可用于有普萘洛尔禁忌的病例或合并 Kasabach-Merritt 综合征的卡波西样内皮瘤，3~5mg/kg（总量不超过 50mg），隔日晨起顿服，第 9 周开始减量，12 周为 1 个疗程。

4. 瘤体内局部注射药物　如 A 群链球菌沙培林、曲安西龙（确炎舒松）加地塞米松（长效和短效的皮质类固醇激素联合给药）、平阳霉素、博来霉素及其他化疗药或硬化剂等。适用指征：早期、局限性、深在或明显增厚凸起的血管瘤；术后部分复发的患儿；静脉畸形。

5. 手术

（1）肿瘤局限、手术不造成严重的毁容或功能障碍的血管瘤，可以全部切除，必要时也可部分切除。

（2）影响视力发育或有呼吸道阻塞、合并破裂出血者，在评价为可切除时可选择手术治疗。

（3）对于非手术治疗无效的血管瘤可选择手术切除。

（4）威胁生命或影响功能的、不能完整切除的血管瘤可予缝扎瘤体和结扎止血。

（5）对于血管内皮瘤，其良恶性无法通过影像学检查明确，活检通常是必不可少的，病理学诊断是血管内皮瘤的金标准。

（6）对于卡波西样血管内皮瘤和丛状血管瘤，多主张在药物有效控制病灶体积后再行手术根治。

（7）梭形细胞血管内皮瘤和其他少见血管内皮瘤，手术治疗被认为是唯一的根治方法。

6. 血管栓塞或选择性动脉注药　适用于瘤体巨大、深部的、无法手术切除或凝血功能急剧恶化的危重血管瘤病例，还适用于动、静脉畸形。一般要先做血管造影确定瘤体的供应血管和可能栓塞的范围。

7. 激光治疗　适应证为浅表局限或散在的病变，综合治疗后遗留的松弛和不平整的皮肤。常用的有脉冲染料激光、KTP 激光、Nd∶YAG 激光、点阵激光。

8. 弹力绷带　难以切除的影响功能的四肢血管瘤，长期坚持白天用弹力绷带包扎，晚上去除，抬高患肢，可以缓解症状和降低肿瘤生长速度。

9. 核素贴敷、冷冻等治疗　可用于皮肤浅表的、较小的毛细血管瘤，一般多遗留瘢痕，应慎重使用。

【禁忌证】

1. 增长过快的血管瘤，头面部影响外观的血管瘤不应等待观察。

2. 部位深在的血管瘤和混合性血管瘤不选择仅有浅表作用的治疗，如核素贴敷、冷冻或激光治疗。

3. 合并血小板减少时应在控制病情以后再进行手术治疗和/或局部注药治疗。

4. 不影响功能的肢体弥漫性血管瘤手术切除效果不好，甚至造成功能障碍。

5. 任何会造成毁容和功能障碍的过激治疗。

【操作方法及程序】

瘤体内药物注射

(1)先了解血管瘤的范围和毗邻器官的关系;在瘤旁正常皮肤处进针,皮下潜行,刺入瘤体。

(2)抽出血液、证实诊断后,在瘤体内多方向多点注药。拔针后针孔处加压。

【注意事项】

1. 注意无菌操作。

2. 注药时不要过于浅表,防止皮肤坏死。

3. 注药后可能出现全身发热反应,注意测量体温,必要时降温处理。

4. 注射药物后瘤体局部可能出现不同程度的红肿、疼痛,轻者可以自行缓解,重者需要就医处理。

5. 瘤体过度萎缩后可能造成局部色素变化和组织凹陷。

第二节　淋巴管瘤

小儿淋巴管瘤包括:

1. 海绵状淋巴管瘤　最常见,全身各处均可发生。多为皮下不规则包块,质软,挤压无缩小,皮肤可发蓝。特殊部位有特殊表现,如巨舌、巨唇或巨肢。

2. 囊性淋巴管瘤　好发于颈部和腋下,有时同时发生并相互连接;可从颈部通过胸腔顶部与前纵隔内的淋巴管瘤相连。表现为囊球样包块,质地软,有波动感和透光性。发生于腹膜后时,可因腹痛或腹部包块就诊。

3. 弥漫性淋巴管瘤(淋巴管瘤性巨肢症)　范围大,常累及整个肢体。肿瘤可侵及皮肤、皮下、肌肉,造成肢体畸形。病变弥漫、均匀,呈象皮肿样肿大。

4. 毛细淋巴管瘤　局部皮肤或黏膜呈小水泡样肥厚,可有淡黄色淋巴液渗出。

5. 大网膜囊肿和肠系膜囊肿　多以腹部包块就诊。

【并发症】

1. 瘤内出血　包块突然出现或增大,穿刺抽出不凝血性液。

2. 瘤体感染　局部增大伴明显的红、肿、热、痛,可有发热,伴中性粒细胞增多。

3. 呼吸困难和窒息　因颈部和胸腔的肿瘤生长或瘤内出血压迫呼吸道,常有生命危险。

4. 急腹症　腹部的淋巴管瘤发生感染、扭转时,可出现腹膜炎或肠梗阻的表现。

【适应证】

1. 观察　淋巴管瘤是良性病变,无明显影响和并发症时可以不做治疗。

(1)病变局限,不影响功能和美观者。

(2)四肢或阴囊广泛弥漫病变,但不影响功能者。

2. 局部药物注射　溶血性链球菌制剂 OK-432、平阳霉素、博来霉素、无水乙醇等各种硬化剂。

(1)用于巨囊型和瘤内分隔少的囊状淋巴管瘤。

(2)较局限的海绵状淋巴管瘤。

(3)术后部分复发囊性淋巴管瘤。

（4）混合型淋巴管瘤。

3. 手术切除

（1）局限、位置较好、可以切除的肿瘤。

（2）多囊、总范围较小、有症状的微囊型淋巴管瘤。

（3）瘤体大、压迫气管的肿瘤。

（4）胸腹腔内较大的肿瘤。

（5）有威胁生命的并发症的肿瘤。

（6）硬化治疗后仍有症状的巨囊型及混合型淋巴管瘤。

（7）对外观影响较大、手术可能改善者。

【禁忌证】

1. 局部瘤体内注射治疗

（1）新生儿和小婴儿颈部淋巴管瘤：不用平阳霉素等可引起组织肿胀的药物，以免压迫气管引起窒息。

（2）细小密集囊腔的淋巴管瘤和弥漫性淋巴水肿注射治疗效果不佳。

2. 手术　肿瘤不影响功能及外观，手术可能造成毁容和严重功能障碍，甚至危及生命者，应尽可能避免手术。

【操作方法及程序】

1. 手术

（1）选择适当位置和大小的切口，既要考虑美容又要保证功能。

（2）尽可能彻底切除肿物。对附着在主要血管神经上的瘤体妥善分离，注意保护重要组织。剥离困难的残余囊壁可以用 5%～10% 碘酊或 95% 乙醇涂抹或用电刀烧灼，以破坏其内皮细胞，减少复发。

（3）结束手术时，瘤床一定放置有侧孔的硅胶管，另做小切口引出。

（4）术后充分引流，可引流 2 周以上，直至无渗液再拔出引流管，防止局部积液。

（5）下肢淋巴水肿严重者可先小腿再大腿，分段切除关节部位以外的皮肤和皮下脂肪病变组织，再把病变部位切下的皮肤以整块全厚皮片植回。

2. 局部瘤体内药物注射

（1）选用注射用 A 群链球菌时，要先做青霉素皮肤过敏试验，皮试阳性者不可用药。

（2）注药时先尽量抽净囊内淋巴液，再注入盐水稀释的药液。

（3）注药后可能出现局部组织肿胀，有的长达 1～2 个月，有局部反应者可能效果较好，局部组织肿胀消退后再继续治疗。

（4）根据治疗效果决定治疗疗程，效果不好者不建议超过 3 个疗程。

【注意事项】

1. 手术治疗

（1）因瘤体压迫引起呼吸窘迫的患儿应急诊处理：瘤体穿刺放液减压，或气管插管并急诊手术以挽救生命。

（2）手术切除病变较为彻底，但有发生副损伤、并发症和术后复发的可能。

（3）术中注意保护面、舌、喉返、膈等神经，以及重要大血管、乳糜管等结构；残留的瘤壁用 5%～10% 碘酊涂抹或浅表电灼；仔细结扎乳糜管的断端，尽量避免术后乳糜漏的发生。

（4）术后局部粘连和侧支循环的建立需要时间，充分引流是防止术后复发的重要环节。最好用引流管另做切口引出，直至渗出淋巴液停止方可拔出。

（5）颈部合并胸部或腋下的淋巴管瘤，根据病情和患儿的情况可2~3个部位同时手术，一次切除；也可分次手术，先切除远侧病变，再切除近侧病变。

（6）注意关节部位切口的选择，避免术后因瘢痕引起的功能障碍。

2. 局部瘤体内药物注射

（1）强调使用注射用A群链球菌前先做青霉素皮肤敏感试验，阳性反应者不能用药。

（2）平阳霉素大量、长期使用或敏感者有引起肺纤维化的危险。

（3）注药后可出现局部严重肿胀，长者达1~2个月，吸收后效果好。

（4）可能出现全身发热，必要时服用退热药。

第三节　畸　胎　瘤

常见的小儿畸胎瘤包括卵巢畸胎瘤、睾丸畸胎瘤、骶尾部畸胎瘤、前纵隔畸胎瘤、腹膜后畸胎瘤。

【适应证】

1. 手术治疗

（1）肿瘤局限、无周围器官组织受侵犯、可以全部切除干净者，行肿瘤切除术。

（2）恶性肿瘤化疗后肿瘤缩小，达到上述标准的行肿瘤切除术。

（3）恶性肿瘤有远处转移者化疗后，远处转移灶控制、缩小或消失，行肿瘤切除术，可同时切除转移灶，如肝、淋巴结等病灶切除术。

（4）良性肿瘤复发、残留窦道者，应再次手术彻底切除肿瘤。

（5）恶性肿瘤残留，经过充分化疗后，二次探查切除残留肿物。

（6）肿瘤合并原发器官扭转、肿瘤破裂或出血，可因此危及生命的，急诊手术切除病灶。

2. 化疗　推荐采用国际上公认的恶性生殖细胞肿瘤化疗方案即PEB（顺铂+足叶乙甙+博来霉素）或JEB（卡铂+足叶乙甙+博来霉素）。

（1）手术后病理证实的恶性肿瘤，根据分期做术后化疗4~8个疗程，或肿瘤标志物如甲胎蛋白正常后再行2~4个疗程。但卵巢Ⅰ级不成熟畸胎瘤、Ⅰ期卵巢和睾丸恶性生殖细胞肿瘤，术后复查甲胎蛋白降至正常者可以不化疗。

（2）肿瘤较大、切除手术后有可能残留或损伤重要器官者，并且肿瘤标志物升高、临床诊断恶性，或穿刺活检病理诊断为恶性肿瘤者，应术前化疗3~4个疗程。

（3）骶尾部恶性肿瘤有尿便潴留、肿瘤侵犯骶骨和侵入骶孔或骶管、下肢肌力下降或瘫痪者，应术前化疗3~4个疗程。

（4）良性肿瘤术后复发恶变、肿瘤标志物出现异常升高者，应化疗。

【禁忌证】

1. 肿瘤有周围组织侵犯、不能一期完全切除时，不可先行手术切除，而应该活检明确肿瘤性质。

2. 虽然肿瘤标志物可以协助判断肿瘤性质，但肿瘤标志物正常并不能诊断为良性。

3. 恶性肿瘤侵犯直肠壁，伴有大小便困难者，不应先行手术切除。

4. 骶尾部畸胎瘤Ⅳ型、直肠指诊不能触及肿瘤上极且肿瘤标志物升高,不应先行手术。

【操作方法及程序】

1. 骶尾部畸胎瘤手术

(1)术前插导尿管和肛管并固定作为标志。

(2)体位和切口:骶尾部肿瘤多选用臀部经骶尾关节倒"V"形切口或骶正中矢状切口,患儿俯卧位或上身侧卧下身俯卧位;如肿瘤巨大或位置较高,可选用经腹骶联合切口,先仰卧位,再改成俯卧位或上身侧卧下身俯卧位,下腹部横切口加臀部经骶尾关节倒"V"形切口或骶正中切口。

(3)经骶手术时以电刀沿肿瘤边缘正常组织,由浅入深,直视下剥离瘤体,于骶尾关节近端切除尾骨,连同肿瘤一并切除。

(4)经腹部游离腹腔和盆腔部位的肿物,尽量向骶尾部彻底游离,一般不切断肿瘤,缝合盆底腹膜常规关腹。肿瘤完整从骶尾部切口取出。

(5)剥离邻近直肠的肿瘤时,注意肛管标志,辨认直肠,防止损伤。为保证肿瘤切除无残留,可切除部分直肠后壁浆肌层,切除肿瘤后再修补。

(6)瘤床充分止血、冲洗后,放置带侧孔的引流管另做小切口引出,充分引流。

(7)缝合离断的肛尾韧带和臀肌筋膜,修剪臀部皮肤和皮下组织,行臀部整形术,将臀部与会阴恢复至正常形状。

2. 卵巢恶性生殖细胞肿瘤手术

(1)术前插导尿管。

(2)手术方式、体位及切口:仰卧位,下腹横纹开腹或腹腔镜手术。

(3)手术要点

1)完整切除肿瘤浸润的卵巢及输卵管。

2)收集腹水或进入腹腔的清洗液。

3)腹膜活检,周围可疑结节组织活检。

4)淋巴结切除活检。

5)大网膜切除。

6)检查对侧卵巢,保存生育功能。

【注意事项】

1. 新生儿期骶尾部肿瘤一经确诊,应尽早切除。新生儿畸胎瘤90%以上为良性肿瘤,随着年龄的增长肿瘤恶变的可能性也随之上升。

2. 手术必须同时切除尾骨,分离高于骶4水平时,应避免范围过大损伤骶神经,术后有出现神经症状的可能。

3. 骶尾部手术后俯卧位或侧卧位。注意防止大便污染伤口。

4. 伤口引流至无渗出后拔出引流管,防止积液。

【随访】

1. 甲胎蛋白 有助于诊断和指示复发进展,需要在术后连续观察。尤其新生儿和小婴儿肿瘤术后应随访至1岁以上,若不能降至正常或持续升高,则有恶变或复发可能。

2. 影像学检查 B超、胸片、CT、MRI检查用于检查原发部位和易转移部位(肝、肺和引流淋巴结等)。

3. 化疗药物可能毒副作用的监测　化疗药物可能影响肝、肾功能,顺铂可引起听力障碍,多柔比星(阿霉素)有近期和远期心脏毒性,平阳霉素可引起肺纤维化,均应定期检查。

第四节　神经母细胞瘤

神经母细胞瘤的治疗是基于危险度分组的分层治疗,目前依据的主要是 COG 危险度分组。

1. 初诊检查项目　原发灶及转移灶 B 超及 CT/MRI;肿瘤标志物(NSE、LDH、铁蛋白、尿 VMA、HVA);骨穿(及微小病灶);MIBG/PET-CT+骨扫描。

2. 确诊依据　肿瘤活检病理确诊,或者骨髓转移结合肿瘤标志物如尿 VMA、HVA 升高确诊。

【适应证】

1. 手术

(1)瘤体局限,无明显基于影像学定义的危险因子,可以完全切除者,可以直接一期手术。

(2)对于侵犯严重、存在明显基于影像学定义的危险因子的肿瘤,需要延期手术。先于术前进行化疗,根据化疗疗程和局部解剖评估,择期手术。

(3)对于有远处转移的 4 期病例,先进行术前化疗,待转移灶消失、原发灶可以完全切除或接近完全切除时,再进行根治手术。

(4)肿瘤巨大,活检病理为节细胞性神经瘤、节细胞性神经母细胞瘤,化疗不敏感者。

(5)术后复发但肿瘤局限者,在综合治疗后仍可进行手术切除。

(6)椎管内肿瘤压迫引起急性神经症状者,急诊行椎管减压术,解除脊髓压迫,之后进行化疗和手术治疗原发瘤。

2. 微创手术

(1)诊断时或经术前化疗后,局限肿瘤<5cm,位于后纵隔、肾上腺区或腹膜后,周围无肿大淋巴结,无明显基于影像学定义的危险因子,可以用胸腔镜或腹腔镜切除。

(2)巨大肿瘤可用胸腔镜、腹腔镜取活检,以明确病理。

3. 化疗

(1)低危组:存在明显症状(椎管内侵犯症状、弥漫性肝转移引起症状等),手术切除后仍未缓解;原发灶手术切除<50%。

(2)中危组

1)生物学特征良好的患儿术后接受 4 个疗程的化疗:病理组织学 INPC 分型为 FH、MYCN 未扩增、DNA 倍性为多倍体。

2)生物学特征不良的患儿术后接受 8 个疗程的化疗:病理组织学 INPC 分型为 UH、DNA 倍性为二倍体。

3)生物学特征良好但经过 4 个疗程的化疗后疗效反应未达到完全缓解(CR)及非常好的部分缓解(VGPC)的患儿,需要接受 8 个疗程的化疗。

(3)所有高危组患儿均需术后化疗 8 个疗程。

4. 观察

（1）年龄<1 岁，原发瘤 L_1 期、肿瘤<2cm 可暂不手术，密切观察有无消退倾向。

（2）无症状 4S 期患儿，肿瘤生物学行为良好，可暂不化疗、手术，密切观察肿瘤及转移瘤有无自然消退倾向。

（3）年龄<1 岁，MYCN 未扩增，肿瘤 1 期，术后可以观察，不化疗。

【禁忌证】

1. 侵犯严重、存在明显基于影像学定义的危险因子的肿瘤，不能直接进行手术。此时手术无法切除干净，易造成肿瘤破裂扩散，术后容易复发，影响长期存活。

2. 多发远处转移，化疗无法控制者。

3. 合并严重内科疾病可造成致命外科手术风险。

【操作方法及程序】

腹膜后神经母细胞瘤切除术

1. 仰卧位，腰部垫高，上腹部过中线大横切口进腹。

2. 探查肝脏有无转移，以及肿瘤的解剖位置与毗邻关系。

3. 从肿瘤较重的一侧结肠旁沟切开后腹膜，向中线方向小心分离，翻起结肠，显露腹膜后患侧肾脏和肿瘤。

4. 沿肿瘤周围小心分离，切除瘤体，注意保护腹主动脉和下腔静脉的主要分支；分离肿瘤与肾脏之间的粘连；注意分辨出肾蒂各结构，切除肿瘤后将肾脏复位。

5. 探查腹主动脉及下腔静脉旁有无肿大的淋巴结，切除送病理检查。

6. 瘤床止血、冲洗后，肉眼切除不满意时，于瘤床各边界放置钛夹用以指示术后放疗。结肠和系膜放回正常位置，缝合后腹膜。

【注意事项】

1. 注意显露，细心止血，保证术野清晰，直视下操作，以避免损伤重要结构。

2. 切除淋巴结时，应随时结扎腹主动脉和下腔静脉旁的细小管状结构，观察淋巴结切除后是否有清水样液体不断渗出，积极有效地处理，减少术后乳糜漏发生。

3. 肾蒂被肿瘤浸润或拉长，切除肿瘤保留肾脏后，肾动脉的扭曲、瘢痕收缩及压迫，导致术后可出现肾性高血压、不同程度的肾萎缩等。故手术操作应尽量减少对肾蒂血管的刺激，术中、术后发现问题应及时处理，挽救肾脏。

4. 对于局限性肿瘤，争取一期完整切除原发病灶，同时彻底清除肿瘤周围淋巴结脂肪组织。

5. 对于存在明显基于影像学定义的危险因子的肿瘤，既要在保证安全前提下最大可能地切除肿瘤，又要尽力保护重要脏器和结构不受损伤。由于术前化疗的应用，手术时肿瘤血供减少、组织变韧，分离解剖过程中出血一般不会太多，可以仔细分离和切割。

6. 神经母细胞瘤起源于肾上腺或椎旁交感神经系统，往往侵犯包埋中线主要血管，术中需要注意肿瘤所包埋血管的解剖和保护。

【随访】

1. 原发部位需要进行 B 超、CT 或 MRI 检查。

2. 肿瘤标志物检查。

3. MIBG/PET-CT 和骨髓穿刺。

第五节 肾母细胞瘤

瘤肾切除术

【适应证】

1. 肾母细胞瘤临床诊断明确。

2. 术前确定无远处转移,肿瘤局限可以完整切除。

3. 术前化疗后转移病灶明显控制,肿瘤瘤体缩小。

4. 血管瘤栓化疗后消失,或者缩小至能够进行手术切除。

5. 术前常规化疗后,肿瘤无明显缩小者。

【禁忌证】

1. 一般情况差,心肺功能异常,无法耐受麻醉、手术等。

2. 不可纠正的凝血功能障碍。

3. 有远处转移者,不建议先手术切除原发肿瘤。

4. 对侧肾脏功能不全。

5. 肿瘤侵犯周围脏器严重,预期无法完整切除。

6. 双侧肿瘤拟行保肾手术,应先术前化疗。

【操作方法及程序】

1. 仰卧,腰背部垫高,患侧上腹横切口,常越过中线及对侧腹直肌。

2. 打开结肠外侧腹膜,显露腹膜后间隙。探查肿瘤、肾门、下腔静脉、腹主动脉及淋巴结。

3. 可能时先结扎肾动静脉再分离肿瘤,显露困难时可以由浅入深,先周围分离后解决肾蒂。

4. 肾周脂肪囊一并切除,输尿管切至髂动静脉分叉水平以下。

5. 肾门淋巴结活检。

6. 腹膜后可放置引流,关闭后腹膜,关闭腹腔。

【手术后治疗】

根据 COG 的治疗指南予以术后辅助治疗:

1. 组织结构良好型

无 1p/16q 杂合性缺失的 I 期和 II 期:不放疗,化疗用 EE4A 方案。

存在 1p/16q 杂合性缺失的 I 期和 II 期:不放疗,化疗用 DD4A 方案。

III 期:腹部放疗,化疗用 DD4A 方案。

IV 期:腹部放疗+双肺放疗,化疗用 DD4A 方案。

2. 组织结构不良型(间变型)

I 期:不放疗,化疗用 DD4A 方案。

II 期、局灶间变:瘤床放疗,化疗用 DD4A 方案。

III 期、局灶间变:腹部放疗,化疗用 M 方案。

IV 期、局灶间变:腹部放疗+双肺放疗,化疗用 ICE+VDC 交替。

Ⅱ-Ⅳ期、弥漫间变:腹部放疗,肺转移者予全肺放疗,化疗用 ICE+VDC 交替。

【随访】

1. 影像学检查包括腹部 B 超、X 线或 CT。

2. 全身情况及有关治疗毒副作用监测,包括生长发育、肝肾功能、心电图及心脏超声等。

3. 长期随诊,复查周期可每 3 个月 1 次,2 年后可每半年随诊 1 次,3 年后可 1 年 1 次。

第六节　横纹肌肉瘤

横纹肌肉瘤切除术

【适应证】

1. 肿瘤局限可以完整切除者,尽早手术,明确诊断。

2. 肿瘤巨大无法完整切除者,尽早用活检针或小切口手术活检,病理明确诊断。

3. 术前化疗后肿瘤明显缩小估计有可能切除者,再次手术探查和切除。

4. 区域性转移淋巴结经化疗后缩小,可以手术切除或清扫。

5. 术后复发,若相对局限可争取二次手术切除。

6. 多发远处转移,术前化疗后转移病灶明显控制。

【禁忌证】

1. 已明确有远处转移者,不可先行局部肿瘤手术。

2. 肿瘤局部复杂,需要截肢和器官切除者,不可先行手术。

3. 肿瘤侵犯周围组织脏器严重,预期无法切除。

4. 局部肿瘤和远处转移,化疗无法控制疾病进展者。

5. 合并严重内科疾病可造成致命外科手术风险。

【操作方法及程序】

1. 肿瘤局限、病变较小、位于浅层,手术可完整切除病灶且切除后不会造成明显的功能障碍,可考虑做完整手术切除。术后病理明确诊断后,根据分期开始后续放化疗;如切缘阳性,可行二次手术探查,扩大切除。

2. 前哨淋巴结的活检可以应用于躯干和四肢横纹肌肉瘤。

3. 对于肿瘤体积较大、紧邻重要血管、神经或骨的横纹肌肉瘤患儿,术前行新辅助化疗有助于增加手术局部控制率。

4. 术中边界不清、切缘不足时,术后放疗仍是改善局部控制的辅助方法。

5. 在切除活检或肿瘤切除时,应仔细标记切缘,了解切缘情况,指导后续治疗。

6. 低危、中危、高危组横纹肌肉瘤均需要化疗,经典化疗方案为 VAC;高危组方案外加 VI、VDC、IE。在完全缓解后 4~6 个疗程可考虑停药,总疗程超过 12 疗程时考虑调整方案。

7. 根据 IRSG,胚胎型者,Ⅰ期不做放疗,Ⅱ~Ⅳ期需放疗;腺泡型易局部复发,故 Ⅰ~Ⅳ期均需放疗。

【注意事项】

1. 横纹肌肉瘤易发生早期区域淋巴结转移,应注意检查其引流淋巴结的转移情况,以计划合适的治疗措施。

2. 活检切口的位置选择对以后的保肢手术非常重要,穿刺点或活检切口必须位于最终手术的切口线部位,以便于最终手术时能切除穿刺道。

【随访】

1. 定期行 B 超、胸 CT 或胸片、原发部位及头颅 MRI 检查等影像学检查,以及肝肾功能、心脏功能等化疗毒副作用相关的检查等。

2. 一般在治疗结束后,2 年内间隔每 3 个月、2 年后间隔 6 个月、3 年后间隔 12 个月随访。

第七节　肝母细胞瘤

肝母细胞瘤切除术

【适应证】

1. PRETEXT Ⅰ 期、Ⅱ 期的单发肿瘤病灶,肿瘤未侵犯第一肝门、肝静脉和肝段下腔静脉,距离重要血管有足够间隙(≥1cm),可行手术切除。

2. 化疗后评估为 POSTTEXT Ⅰ 期、Ⅱ 期,可行肝叶切除或肝段切除术。

3. 化疗后评估为没有累及重要血管(下腔静脉和门静脉)的 POSTTEXT Ⅲ 期患儿,可行扩大的肝叶切除或肝段切除术。

4. PRETEXT Ⅳ 期和化疗后 POSTTEXT Ⅲ 期伴有下腔静脉(V+)、门静脉(P+)累及的患儿,应行复杂肝段切除或肝移植。

5. 肿瘤破裂出血保守治疗无效时,可以探查手术进行止血或者肝切除。

【禁忌证】

1. 有明确远处转移者需要先化疗,待转移灶消失或控制后,再行原发肿瘤切除术。

2. 肝内转移不能完全切除者,根据影像学检查判断肝内转移灶需要的切除范围,不能一期切除者则要先化疗。

3. 肿瘤侵犯门静脉、肝静脉和胆管严重,无法进行肝切除手术,或者残留正常肝脏组织太少可能引起术后肝功能不足者。

4. 合并严重内科疾病可造成致命外科手术风险。

【操作方法及程序】

1. 体位与切口。患儿仰卧位,腰背部垫高;肋下横切口或者弧形切口多可以得到满意的显露。

2. 进腹后探查肿瘤情况,分别切断肝镰状韧带、左右三角韧带和冠状韧带,游离并拖出肝脏。

3. 探查第一肝门有无受侵,有无肿大淋巴结;了解肝段下腔静脉、左中右肝静脉与肿瘤关系;确定肿瘤切除范围并以电刀在肝被膜上做好标记。

4. 肝十二指肠韧带、肝下下腔静脉、肝上下腔静脉分别预置血管阻断带。

5. 规则肝切除术可以根据肿瘤情况解剖第一肝门血管,行左侧或右侧的格林森鞘切断,根据缺血线进行肝实质切割。

6. 在肿瘤边缘之外的正常肝组织处断肝,断肝时钳夹创面的所有管状结构,小心分离,结扎,切断。肿瘤背侧需要逐一分离切断肝脏与下腔静脉之间的肝短静脉,完整切除肿瘤。

7. 肝脏断面的小血管和胆管仔细检查,确切止血。

8. 温热蒸馏水冲洗,瘤床放置带侧孔的引流管另做小切口从侧腹壁引出。

9. 关闭腹腔。

【注意事项】

1. 完整切除肿瘤是肝母细胞瘤最有效的治疗方法,根据肿瘤所在的部位不同,选择肝段或肝叶切除、不规则的肝切除、半肝切除、肝三叶切除等术式。

2. 肿瘤切除过程中,注意防止下腔静脉因肝脏翻动时的扭曲、折叠,以免引起回心血量骤减,造成循环衰竭。

3. 切断肝静脉时注意钳夹和结扎,防止空气进入形成气栓,造成心搏骤停。可在切断肝静脉前用无创血管阻断钳先阻断其近端加以预防。

4. 肝短静脉的处理一定要仔细耐心,否则肝段下腔静脉出血处理和暴露都很困难。必要时用弧形无创血管阻断钳钳夹下腔静脉部分前壁,缝合修补血管损伤处止血。

5. 必要时可以间歇性阻断肝十二指肠韧带、肝下下腔静脉、肝上下腔静脉,阻断入肝血流和/或出肝血流。每次 15~20 分钟,间隔 5~10 分钟可重复。但需注意缺血再灌注损伤的可能。

【随访】

1. 定期 B 超或 CT、MRI 检查原发瘤部位。

2. 胸片或胸部 CT 检查有无肺转移。

3. 监测肿瘤标志物 AFP 甲胎蛋白的变化,其升高提示肿瘤进展或复发。

第六章 小儿心血管外科疾病

第一节 动脉导管未闭

动脉导管结扎术

【适应证】

1. 有反复呼吸道感染、呼吸窘迫或难以控制的心力衰竭病史者,应尽早手术。

2. 合并肺动脉高压时应尽早手术。

3. 介入栓封堵治疗无效者。

4. 合并急或亚急性心内膜炎者,应经抗感染治疗,控制感染后 3 个月再手术。但如出现假性动脉瘤或心内赘生物应尽早手术。

【禁忌证】

1. 合并重度肺动脉高压或发绀、有右向左分流为主者,视为禁忌。

2. 合并主动脉弓中断、肺动脉闭锁或三尖瓣闭锁等,动脉导管未闭作为代偿机制存在,在矫治术前不能单独闭合动脉导管。

【操作方法及程序】

1. 麻醉 气管插管,气、静复合全麻。较大儿童可配以单次硬膜外麻醉或配合使用硝普钠静脉滴注降压。

2. 切口 右侧卧位,经左第 4 肋间侧切口入胸;管型动脉导管可选择胸腔镜,Trocar 选择腋前线、腋后线、肩胛线的不同肋间三孔操作,气胸压力多为 4~10cmH$_2$O。

3. 术前诊断较粗的动脉导管可置 2 根控制带(降主动脉、主动脉弓)。

4. 缝、扎或夹闭法 动脉导管直径<1cm 时,可用 10 号丝线结扎动脉导管两端,可用 4-0 缝线再缝扎 1 针。直径较细者,可用胸腔镜钛夹 2 枚分别夹闭导管两端。

5. 较粗导管,充分游离后,用导管钳或 Potts-Smith 钳分别阻断导管两端,切断导管后以 6-0 聚丙烯线先连续缝合肺动脉端,再缝合主动脉端,并严密止血 5~10 分钟。

6. 体外循环条件下,结扎动脉导管或切开肺动脉,以带垫片针缝线缝合或补片修补。

7. 封堵 可采用经胸前小切口经肺动脉导管介入或经股动脉导管介入封堵伞封堵动脉导管。

8. 必要时于第 7 肋间置胸引管 1 根。

【注意事项】

1. 麻醉前 2 小时可饮用清饮料(清水、营养丰富的高碳水化合物饮料、碳酸饮料、清茶及各种无渣果汁),麻醉前 4 小时可吃母乳,麻醉前 6 小时可吃牛奶、配方奶、面粉和谷类食物等;术前使用开塞露 1 支排便。

2. 术中尽量避免损伤喉返神经及乳糜导管,避免动脉导管破裂出血。术毕充分膨肺。

3. 术毕麻醉清醒拔掉气管插管后 2 小时可少量饮水,6 小时可进食,术后当日复查胸部 X 线片。

第二节 肺动脉瓣狭窄

【适应证】

1. 重度肺动脉瓣狭窄特别是合并心力衰竭的新生儿需要急诊手术。

2. 右心室收缩压接近或超过体循环收缩压,尽管无症状也需要尽早手术。

3. 当右心室与肺动脉压力阶差>6.67kPa(50mmHg)时,即需要手术。

4. 当压力阶差<6.67kPa(50mmHg)时,若存在较明显的继发性漏斗部肌肉肥厚或瓣环瓣膜发育不良者,则必须手术治疗。

5. 压力阶差<3.33kPa(25mmHg)时,仅为瓣膜狭窄,可长期随访。

【禁忌证】

1. 出、凝血机制障碍者。

2. 存在合并较为严重的合并症者,如原发性肺动脉高压症等。

3. 其他系统器官功能严重衰竭者。

【操作方法及程序】

1. 气管插管静脉复合麻醉。

2. 常温平行循环辅助。

3. 平卧位,正中切口,留取心包备用,肝素化后建立体外循环,阻断上、下腔静脉。

4. 于肺动脉瓣环上切开肺动脉,显露瓣膜,辨认瓣交界及瓣叶与动脉壁附着处,垂直剪开瓣叶交界融合组织直至瓣环。

5. 测量扩张的口径,如口径较小达不到要求,则需要跨瓣环补片扩大成形。有继发性漏斗部肌肉肥厚者需部分切除。

6. 缝合肺动脉切口。

7. 开放上、下腔静脉,逐渐脱离体外循环。

8. 拔出上、下腔静脉插管及主动脉插管,充分止血,缝合心包,部分关闭心包腔。

9. 放置心包纵隔引流管,逐层缝合胸壁。

10. 单纯瓣膜狭窄者,也可以对新生儿行开胸经右心室球囊扩张,对年龄稍大患儿可行经股动脉导管球囊扩张术。

【注意事项】

1. 在切开瓣交界松解时,注意避免损伤肺动脉后壁及冠状动脉。

2. 平行循环时尽量保持心脏搏动,如发生室颤可电击除颤。

3. 术后注意监测动脉血氧饱和度,并保持引流管通畅。

第三节　房间隔缺损

【适应证】

1. 各种类型的中央型房间隔缺损(下腔型、上腔型、混合型)。

2. 房间隔缺损介入治疗封闭失败或封堵伞脱落者。

3. 合并其他心脏畸形的需同时矫治者。

【禁忌证】

1. 重度肺动脉高压导致艾森曼格综合征经保守治疗无改善者。

2. 出、凝血机制障碍者。

3. 原发性肺动脉高压症者。

4. 合并复杂先天性心脏病或其他严重疾病,房间隔缺损作为代偿机制存在,原发病没有矫治前。

【操作方法及程序】

1. 气管插管,全身复合麻醉。

2. 一般采用前胸正中切口或右腋下切口。

3. 体内肝素化后,主动脉及上、下腔静脉依次插管,建立体外循环。

4. 房间隔缺损视缺损大小可采用单纯缝合闭合缺损或补片修补闭合缺损。

5. 开放循环,心脏复搏后并行辅助循环,逐渐脱离体外循环。

6. 拔出上、下腔静脉插管及主动脉插管,充分止血。

7. 放置心包纵隔/胸腔引流管,逐层缝合胸壁。

8. 中央型房间隔缺损也可采用经胸前微创小切口或经体静脉导管下封堵伞封堵。

【注意事项】

1. 继发房间隔缺损在 1 岁以内有闭合可能,如果无心衰等发生,手术时机宜在 1 岁以后。

2. 如果是中央型小缺损,可选择微创小切口或经静脉途径封堵。

3. 可以在体外循环心脏不停搏下进行手术(已很少应用),但要注意术中血压不能太低,体温不能太高。

4. 房间隔缺损术后早期易出现心律偏慢,可适当使用异丙肾上腺素。

第四节　房室间隔缺损

【适应证】

1. 部分性房室间隔缺损　有轻度二尖瓣反流,无反复呼吸道感染,心影不大者治疗方法可类似单纯房间隔缺损,在 1~3 岁前手术修补缺损和二尖瓣裂;症状明显者,明确诊断后宜尽早手术。

2. 完全性房室间隔缺损　多数在出生后即有明显呼吸道感染和右心失代偿的症状及体征,并有肺动脉梗阻性病变迅速发展的趋势,应在生后 6 个月内完成矫治手术。

【禁忌证】

1. 艾森曼格综合征患儿以右向左分流为主的肺动脉梗阻性病变者。

2. 有凝血障碍者。

【操作方法及程序】

1. 气管插管,全身复合麻醉;胸骨正中切口进胸,肝素化后常规主动脉阻断,注入心肌保护液停搏心脏;建立体外循环。

2. 经右心房切口及房间隔缺损,暴露房室瓣。部分房室间隔缺损者以间断缝线修补二尖瓣前叶裂缺,继行原发孔房间隔缺损补片修补。

3. 完全性房室间隔缺损者,先用补片或使用共同瓣修补室间隔缺损,二尖瓣前叶成形,三尖瓣隔瓣成形,最后用补片修补原发孔缺损。目前多采用 2 种手术方案:①改良单片法:裁剪一个大的心包补片,垫片针间断缝合 5 针,将房室瓣下压,封闭室间隔缺损,二尖瓣裂间断成形 3 针左右,注水直致无反流,三尖瓣隔瓣用部分心包补片替代,成形三尖瓣,缝合房缺;②双片法:取心包一块修补室间隔缺损,把房室瓣交界提到正常水平,二、三尖瓣间断缝合成形,修补房缺。

【注意事项】

1. 修补房室间隔缺损时应按常规避开传导束。

2. 房室间隔缺损的修补,可用自体心包或人工合成修补材料。

3. 房室瓣成形(修补)后,心室内灌水,检查二尖瓣反流存在与否,有条件者,心脏复搏后用食管超声检查二尖瓣、三尖瓣功能。

4. 术后有轻度反流是允许的,当反复成形后二尖瓣仍有重度反流时,需考虑使用人工瓣置换。

5. 完全性房间隔缺损者有 50% 合并唐氏综合征,这类患儿手术后肺动脉压力下降较慢,需较长时间服用降肺动脉压药。

第五节　室间隔缺损

【适应证】

1. 各种类型室间隔缺损(膜周部、肺动脉瓣下、肌部、主动脉瓣下、多发性)。

2. 施行介入治疗封闭缺损失败或伞脱落者。

3. 封堵后出现Ⅲ度房室完全传导阻滞者。

4. 各类手术后残余室间隔缺损者。

5. 合并其他心脏畸形需要同期手术者。

【禁忌证】

1. 重度肺动脉高压导致艾森曼格综合征,经保守治疗无改善、吸氧时经皮氧饱和度<90%者。

2. 出、凝血机制障碍者。

3. 其他系统器官功能严重衰竭者。

【操作方法及程序】

1. 气管插管,全身复合麻醉。

2. 采用胸骨正中切口或右腋下切口。

3. 体内肝素化后,主动脉及上、下腔静脉依次插管,建立体外循环,阻断上、下腔静脉,阻断主动脉,注入心肌保护液停搏心脏。

4. 肺动脉瓣下室间隔缺损可经肺动脉切口或经右心房切口补片修补。

5. 膜周部室间隔缺损经右心房切口修补,缺损较小者可直接缝合,较大者需用补片修补,心尖部肌部室间隔缺损或多发性肌部室间隔缺损可采用体外循环直视下室间隔缺损封堵术。

6. 修补缺损后体外循环转流升高体温,左心排气、开放主动脉,缝合右心房切口或肺动脉切口,开放上、下腔静脉。

7. 循环稳定后拔出上、下腔静脉插管及主动脉插管,充分止血。

8. 放置心包纵隔/胸腔引流管,逐层缝合胸壁。

【注意事项】

1. 体内充分肝素化,减少血液中微血栓的形成。

2. 膜部缺损缝合转移针时宜浅,防止形成Ⅲ度房室传导阻滞。

3. 完整修补缺损,避免损伤心脏内正常组织结构。

4. 开放心脏冠脉循环前充分排除心腔内气体,避免形成气栓。

第六节　法洛四联症

【适应证】

1. 本症自然转归较差,所有患儿均需手术治疗,治疗效果满意。目前最佳手术时间是年龄 6~12 个月,对发绀严重、缺氧发作频繁的患儿应尽早甚至在新生儿期手术治疗。

2. 左、右肺动脉发育较差,侧支循环较少,反复缺氧发作,可先行姑息手术。

【禁忌证】

1. 肺血管严重发育不良者。

2. 出、凝血机制障碍者。

3. 其他系统器官功能严重衰竭者。

【操作方法及程序】

1. 气管插管,全身复合麻醉。

2. 采用胸骨正中切口。

3. 体内肝素化后,主动脉及上、下腔静脉依次插管,建立体外循环,阻断主动脉,注入心肌保护液停搏心脏。

4. 切开右心室流出道,切除肥厚肌束,如有肺动脉瓣处狭窄或肺动脉狭窄,则要行跨瓣切口,扩大流出道。

5. 经右心房(少数经右心室切口)连续或间断用自体心包或人工补片修补室间隔缺损。

6. 采用人造血管补片或自体心包片加宽右心室流出道及肺动脉,根据需要,可达左右肺动脉。

7. 开放循环,心脏复搏后并行辅助循环,逐渐脱离体外循环。

8. 充分止血后放置心包纵隔引流管,逐层缝合胸壁。

【注意事项】

1. 充分解除右心室流出道梗阻,特别注意防止补片远端吻合口处狭窄。

2. 修补室间隔缺损时注意避免损伤传导系统。

3. 尽可能保留肺动脉瓣。

4. 如右心室流出道有冠状动脉穿过,在处理上一定要避开冠状动脉。

第七节　三尖瓣下移

【适应证】

1. 出现心功能低下(Ⅱ级以上)的症状并有发绀加重者。

2. 心脏进行性扩大者。

3. 因其他畸形需同时手术者。

4. 婴儿期发绀、低氧血症严重者,不能耐受矫治者可先行减状手术。

【禁忌证】

1. 伴有不可逆性肺动脉高压者(艾森曼格综合征)。

2. 其他系统器官功能严重衰竭者。

【操作方法及程序】

1. 气管插管,全身复合麻醉,胸骨正中切口进胸,建立体外循环。

2. 三尖瓣下移因不同发育程度需要选择不同的手术方案,目前主要有 3 种手术方案。

(1)三尖瓣成形术:主要用于右心室发育尚可者,手术方法为圆锥重建手术(Cone 法):经右心房切口,探查三尖瓣下移情况,可见瓣环扩大,前瓣叶较大,于三尖瓣前瓣叶中点处沿瓣环向右叶方向切开并游离贴在右心室上的三尖瓣组织,一直到隔瓣,按顺时针方向旋转瓣膜并上提瓣膜到正常瓣膜位置,固定缝合,于三尖瓣环外侧缝合 2 个垫片针缩小三尖瓣环,注水有反流者,局部调整,切除部分房化的右心室,行右心减容,缝合卵圆孔或补片闭合房间隔缺损。

(2)生理纠治术:右心室腔小、发育不良者,右心功能不全者或有右心室流出道或肺动脉瓣狭窄,但肺血管发育良好,且合并肺动脉高压者,宜行一又二分之一心室修补,即腔肺血管分流术(双向 Glenn 术)、三尖瓣圆锥重建手术和房间隔缺损修补术,也可行全腔肺血管吻合术,即 Fontan 手术。

(3)三尖瓣替换术:三尖瓣前瓣叶发育严重不良,瓣叶甚小或三尖瓣 Cone 成形后失败后无法继续成形者,采用生物瓣或双叶瓣做三尖瓣替换。随着成形技术的更早介入及改进,目前需要换瓣的人数相对减少。

【注意事项】

1. 避免损伤传导束,建议常规在心表置临时起搏导线。

2. 这类患儿往往合并预激综合征等,大龄儿童可一并处理,婴幼儿暂不处理。

3. 机械瓣置换者需终身用抗凝药物。

第八节 右心室双出口

【适应证】

本病分型复杂,类型较多,手术方案较多。根据肺动脉发育情况分为高压型、低压型;根据室间隔缺损与两大动脉关系又分为主动脉瓣下、肺动脉瓣下、室间隔缺损远离两大血管;根据心室发育情况分为双心室发育和单心室发育。

1. 室间隔缺损位于主动脉瓣下,伴肺动脉高压者,症状出现早,明确诊断在6个月龄内早期根治手术。

2. 室间隔缺损位于主动脉瓣膜下,伴肺动脉狭窄者,如有严重低氧血症的小婴儿或手术条件不具备可先行减状手术(体肺动脉分流术),待条件成熟再行类似法洛四联症的二期根治术。

3. 室间隔缺损位于肺动脉瓣下,伴肺动脉高压者,手术方法类似于完全性大血管转位合并肺动脉高压,宜在2个月内行大动脉调转术(Switch手术)。

4. 室间隔缺损位于肺动脉瓣下,合并肺动脉狭窄者,手术方案同完全性大血管转位合并肺动脉狭窄,宜在2岁左右行Switch手术+Rastelli手术,或者行双圆锥调转术;如缺氧严重,可先行体肺分流术(Glenn术)。

5. 室间隔缺损远离两大动脉,且双心室发育良好者,在2岁左右可行双圆锥调转术。

6. 右心室双出口伴有双心室发育不平衡者,只能行生理纠治术,先行Glenn术,到2～3岁再行Fontan手术;或直接行Fontan手术。

【禁忌证】

1. 不可逆器质性肺动脉高压(艾森曼格综合征)。

2. 双心室发育不平衡伴有严重肺血管发育不良。

3. 双心室发育不平衡伴有不可逆的重度肺动脉高压。

【操作方法及程序】

1. 除Glenn手术外,其他各种类型手术均需要在体外循环下进行。

2. 基于右心室双出口不同类别有各异的手术类型,本节仅介绍室间隔缺损位于主动脉瓣下伴有肺动脉高压的双室修补术。

3. 经右心房切口,室间隔缺损修补时用瓦形补片将室间隔缺损与主动脉口之间形成内隧道,室间隔缺损口径小于主动脉开口直径者,需将缺损前上缘剪开或切除其部分肌肉缘,扩大室间隔缺损直径;右心室流出道和肺动脉狭窄或内隧道引起狭窄者,需用补片扩大流出道。

4. 新生儿、小婴儿手术可置腹透管,必要时胸腔可先置引流管。

【注意事项】

1. 根治术时,室间隔缺损直径应不小于主动脉瓣开口,否则需要扩大室间隔缺损,防止左心室流出道梗阻。

2. 根治术时,内隧道补片需足够宽且呈瓦形拱向右心室,既要避免左心室流出道梗阻,也要避免右心室梗阻,骑跨严重者右心室流出道可以补片扩大。

第九节　肺静脉异位连接

一、部分性肺静脉异位连接纠治术

【适应证】

1. 左向右分流较大且合并肺动脉高压者宜在 1 岁内手术。

2. 患儿无肺动脉高压者一般可在 1~3 岁时纠治。

3. 心外型部分性肺静脉引流,无重度肺动脉高压、无肺静脉梗阻者,宜在 4~6 岁手术。

【禁忌证】

伴有严重肺静脉狭窄者。

【操作方法及程序】

1. 气管插管、静吸复合麻醉,胸骨正中或右腋下切口,常规建立体外循环(上腔静脉采用直角插管),阻断主动脉,注入心肌保护液,心脏停搏。

2. 经右心房切口,用补片将异位肺静脉开口(血流)隔至左心房,同时左、右心房即分隔。房间隔缺损小者,扩大缺损直径。

3. 肺静脉有一支回流入上腔入口或下腔近右心房者(心上型部分性肺静脉异位引流),做补片分隔时需要注意上、下腔静脉的直径,以免腔静脉回流梗阻。如果距左心房开口较远,则要采用 Warden 手术(横断上腔静脉,近心端关闭,扩大房缺,用补片将上腔静脉入口隔入左心房,上腔静脉远端和右心房吻合),或者行右上肺静脉通过补片建立管道直接吻合至左心房。

4. 左肺静脉回流至左上腔静脉者(心上型部分肺静脉异位引流),宜将左肺静脉近左上腔静脉的肺静脉横断,肺静脉端再与左心耳(房)吻合。

5. 肺静脉回流入冠状窦者,宜将冠状窦顶切开,房间隔扩大,用补片将冠状窦内肺血流用补片隔至左心房,同时完成房间隔缺损修补,使血流引入左心房。冠状静脉血流引入左或右心房均可。

【注意事项】

1. 补片隔开左、右心房需宽大,补片在肺静脉开口进行缝补时需距开口稍远,以免血流回流入左心房受阻。

2. 异位连接的肺静脉于冠状窦内时,剪开窦顶至左心房壁时,要避免将左心房后壁剪破。

3. 肺静脉连接于上腔静脉者,补片将该肺静脉开口和血流隔入左心房时可影响上腔静脉回流,远离上腔静脉入口者则需要行 Warden 手术。

二、完全性肺静脉异位连接纠治术

【适应证】

任何类型的完全性肺静脉异位连接明确诊断后,均需早期手术治疗,有梗阻者必须急诊手术。

【禁忌证】

严重器质性肺静脉狭窄。

【操作方法及程序】

1. 气管插管、静吸复合麻醉,胸骨正中或右腋下切口,常规建立体外循环(上腔静脉采用直角插管,阻断主动脉,注入心肌保护液,心脏停搏)。

2. 心上型　经上腔静脉与升主动脉间做经左心房顶肺静脉总干与左心房吻合术,沿长轴切开肺静脉总干,尽可能延长到左、右肺静脉分支,左心房后壁沿肺静脉主干切口相同方向切开,切口从左心耳根部直至房间隔作为吻合口。7-0聚丙烯线连续缝合。心房缺损可用补片修补,结扎垂直静脉。

3. 心内型　可经右心房切口,房间隔缺损扩大,尽可能切除隔膜组织,将异位肺静脉开口用补片隔入左心房;肺静脉异常回流入冠状窦者除扩大房间隔缺损外,尚需将冠状窦开口顶部剪开与房缺相通,切除多余组织,再用补片将肺静脉开口隔入左心房。

4. 心下型　由于畸形变异大,肺静脉总干与左心房的吻合必须视具体解剖而定。手术路径为经上、下腔静脉间,或者将心腔向右侧胸腔翻转。主要视肺静脉总干的走行方向。手术路径最重要的是选择自然状态下切口,避免扭曲。同时,完成房间隔缺损的修补。

【注意事项】

1. 术中注意避免吻合口漏血及吻合口再狭窄。

2. 远期要关注肺静脉狭窄的问题。

第十节　主动脉缩窄

【适应证】

1. 新生儿、婴儿期顽固性心力衰竭,药物治疗无效者应早期或急诊手术。

2. 影像学检查示缩窄直径小于正常值的50%者,如伴有压力阶差>2.67kPa者,则是绝对适应证。

3. 缩窄两端压力阶差>4kPa者。

【禁忌证】

有重度器质性肺动脉高压,伴右向左分流为主者。

【操作方法及程序】

1. 单纯主动脉缩窄或伴有动脉导管未闭者,经肋间切口进胸,游离动脉导管及主动脉缩窄段,结扎或切断缝扎动脉导管,缩窄的上、下段置阻断钳后行缩窄段全切除,主动脉端端或端侧吻合。

2. 伴有室间隔缺损需行一期根治者,在体外循环下手术。胸骨正中切口进胸,游离主动脉弓及其分支、动脉导管和缩窄段主动脉,阻断主动脉,先行动脉导管切断缝合;再经心房切口或肺动脉切口修补室间隔缺损,体外循环下持续降温至20~22℃后,深低温低流量脑灌注;阻断缩窄段远端降主动脉,切除缩窄段,主动脉远端与主动脉弓或升主动脉侧端侧吻合;左心排气,开放主动脉,止血。

【注意事项】

1. 主动脉缩窄成形术时,非体外循环下阻断主动脉时间不超过30~40分钟,阻断时体温宜为 35~36℃,以免下半身脊髓神经缺血。

2. 切除缩窄段时要达到健康主动脉处,缩窄段无生长储能且易出血。

3. 主动脉缩窄段往往伴有主动脉弓发育不良,选择吻合口要以端侧吻合为最佳,不易再狭窄。

4. 要充分游离主动脉及其分支、肺动脉,防止吻合时压迫气管、支气管。

5. 要避免误伤喉返神经及乳糜管。

第十一节　先天性血管环畸形

【适应证】

凡有呼吸道或消化道压迫症状者,一旦诊断明确都有手术指征。

1. 双主动脉弓　左、右第 4 主动脉弓同时存在,2 个主动脉弓均发自升主动脉,从气管、食管两侧绕过背部汇入降主动脉,形成一个真正的环。

2. 右位主动脉弓并有左侧动脉韧带　右位主动脉弓依次发出左无名(左颈总和左锁骨下)动脉、右颈总动脉、右锁骨下动脉,左锁骨下动脉与左肺动脉之间存在一根韧带,动脉韧带并行走在食管的左后侧,形成一个完整的血管环。

3. 肺动脉吊带　左肺动脉起源于右肺动脉,该支肺动脉绕过主支气管,行于气管和食管之间,形成一个压迫气管的"吊带"。

4. 头臂干(无名动脉)压迫综合征　头臂干(无名动脉)行径异常,气管前壁受头臂干的压迫。

5. 迷走右锁骨下动脉　右锁骨下动脉起源于降主动脉,经食管的后缘向右上行走,形成一个半环。

6. 左主动脉弓伴右降主动脉　合并有右侧动脉导管未闭或动脉韧带,便可形成一个完整的血管环。

【禁忌证】

多脏器功能衰竭者。

【操作方法及程序】

1. 双主动脉弓　左后外侧第 4 肋间进胸,分离后显露血管环、韧带和降主动脉关系。在与降主动脉连接处切断一支较小的主动脉弓(通常是左弓),同时切断动脉韧带,注意保留双侧颈动脉和锁骨下动脉的正常血供。

2. 右主动脉弓并有左侧动脉韧带　左后外侧第 4 肋间进胸,分离显露动脉韧带,切断缝合,松解粘连之韧带,避免损伤附近的喉返和迷走神经。

3. 头臂干(无名动脉)压迫综合征　右或左前外侧第 3~4 肋间进胸,用 3 针带垫缝线,在头臂干起始部的主动脉弓前面,将头臂干与主动脉弓连接处和头臂干发出后 5mm 处作褥式缝合,并与胸骨后固定。手术最好同时行气管镜动态检查,定时了解气管压迫解除情况。

4. 肺动脉吊带　胸骨正中切开,建立体外循环,在左肺动脉起始部将之切断,近端关闭,远端移至气管前与肺动脉干作端侧吻合,如同时合并有气管环狭窄,则需行气管成形术(Slide 手术),手术需全程在纤支镜辅助下进行。

5. 随着胸腔镜技术的应用,近年对血管环畸形逐步采用胸腔镜下手术。

【注意事项】

1. 一旦诊断明确都有手术适应证,延误手术可导致气管、支气管的进一步损害,甚至突然死亡。

2. 血管环畸形手术后关键是呼吸道护理。建议尽早拔管,给予呼吸道充分湿化,加强拍背吸痰,确保呼吸道畅通。

3. 有些患儿术后早期呼吸道压迫症状可能未完全解除,但往往在数月或 1 年后症状消失。

第十二节　完全性大动脉转位

【适应证】

1. 完全性大动脉转位合并室间隔完整型,需在生后 2~3 周内手术。

2. 完全性大动脉转位合并室间隔缺损,可在生后 3~4 周手术。

3. 完全性大动脉转位合并肺动脉狭窄,如有明显缺氧发作,可先行 B-T 分流术;无缺氧发作者,2 岁左右行双圆锥调转术或 Switch 手术+Rastelli 手术。

4. 室间隔完整型大动脉转位,左心室退化者可行快速二期手术。

5. 单心室发育的完全性大动脉转位推荐生理纠治术。

【禁忌证】

1. 合并肺动脉狭窄和室间隔缺损而周围肺动脉发育不良。

2. 充血性心力衰竭已达晚期,有严重肾功能损害,须经调整改善的方能手术。

【操作方法及程序】

1. 术前处理对于有严重缺氧的婴儿,立即给予静脉滴注前列腺素 E_1 维持动脉导管开放并积极纠酸。有条件的可以行球囊房隔造口术。

2. 完全性大动脉转位因解剖不同,手术方法多样,本节仅介绍大动脉调转术(Switch 手术)。

3. 手术将错位的主肺动脉切断互换,同时将冠状动脉移植到转位后的主动脉上,以达到解剖上的完全纠正。合并室间隔缺损者同时修补。

【注意事项】

1. 大动脉转位患儿临床表现危重,新生儿期即有严重组织缺氧和酸中毒,必须及时纠正,条件允许尽早手术。

2. Switch 手术中冠状动脉移植时要充分游离,减少移植后张力,避免术后冠脉供血不足而导致心脏收缩功能减退。

3. 手术前应反复检查肺动脉瓣发育情况,术中应避免损伤。

4. 术毕保持血压平稳,不宜过高。

5. 注意保持围术期胶体渗透压在适当范围。

第七章　小儿胸外科疾病

第一节　食管裂孔疝

一、非手术治疗

【适应证】

1. 诊断食管裂孔滑疝患儿均可先行保守治疗。

2. 无明显食管溃疡和狭窄者。

【禁忌证】

1. 非手术治疗无效,合并严重吸入性肺炎或呼吸暂停者。

2. 反流性食管炎,有溃疡、出血或狭窄者。

3. 食管旁疝,特别是并发胃扭转,有呕血及便血者。

【操作方法及程序】

1. 使患儿全日处 60°~90° 半卧位,或头部抬高 20°~30° 俯卧位。

2. 喂养黏稠的食物,如牛奶加入米粉。

3. 进食前 1 小时或睡前服抑酸药,如西咪替丁等,促进胃排空。

4. 疗程一般为 4~6 周。

二、手术治疗

【适应证】

1. 食管裂孔疝经 4~6 周正规保守治疗后症状无改善者。

2. 反流性食管炎有溃疡、出血、狭窄者。

3. 食管旁疝 合并胃扭转、坏死或穿孔者。

【术前准备】

适当纠正水电解质失衡及贫血,改善全身营养状况,应用抗生素治疗肺部感染及食管炎。

【操作方法及程序】

1. 手术当天经鼻留置胃管。

2. 手术原则

(1)充分游离食管,保持足够长度的腹内食管段。

(2)重建 His 角。

(3)形成防反流瓣,增加食管下括约肌压力。

3. 手术方式 常用手术式有 Nissen 胃底折叠术、Belsey 胃底折叠术、Toupet 术式、Dor 术式及 Thal 术式等。

（1）Nissen 胃底折叠术：即通过上提胃底呈 360°包绕食管缝合，是最常用的经胸或腹的胃底折叠术式。经腹入路（以开腹为例）：

1）仰卧位，根据手术者的经验，选用左上腹横切口、左腹直肌切口或左肋缘下斜切口。

2）将向中线移位的肝左叶向右侧牵拉，切断左肝三角韧带，暴露食管裂孔，使疝入胸腔的胃或肠管复位。有疝囊者，同时处理。

3）切开食管裂孔表面腹膜，游离腹内食管长 2~4cm，并穿过牵引纱条。

4）向左上方牵拉腹内食管段，暴露食管裂孔。4-0 丝线间断、褥式缝合数针，以缩小食管裂孔，进出针处可用垫片加固。其松紧程度以通过术者示指为度，或食管内放置引流管、扩张探条等作为支架管，以免缝合过紧。

5）游离胃大弯侧上 1/3 部分，必要时切断部分脾胃韧带，结扎胃短动脉的最上支。大弯顶端的浆肌层可与食管左侧间断缝合 3 针，以防止包绕滑脱。将胃底从食管后方逆时针拉向前方，呈 360°包绕腹内食管段间断缝合 3 针，缝针应同时穿过食管肌层。

6）胃底浆肌层与裂孔附近的膈肌组织可间断缝合数针，以加强固定。

7）有幽门梗阻或迷走神经损伤时，做幽门成形术。

8）随着腔镜技术的进步，目前 Nissen 胃底折叠术可在腹腔镜下完成。选取脐部、腹壁 4 个 5mm 切口，上抬左半肝，还纳疝内容物，分离食管裂孔周围，分离并切除或保留部分疝囊，注意保护迷走神经，充分游离食管并下拉，间断缝合裂孔紧缩后，行 Nissen 胃底折叠术。

（2）Belsey 胃底折叠术：通常多在经胸术式中应用。

1）切口取左侧后外侧第 7 或 8 肋间。

2）进胸后找到食管并小心游离，保护迷走神经，分离食管通常直至主动脉弓下位置。

3）打开食管裂孔，分离疝囊，可切除或部分保留。

4）上提胃到胸腔，将胃底提起，于食管下段左、前壁位置进行固定。缝合方法：细丝线或涤纶线，自胃壁沿食管方向进针，出针后与食管垂直方向缝合食管肌层，再缝合胃底部后出针。同法，缝合 3~4 针。胃底可再行折叠一层，同法缝合加固。

5）还纳胃部入腹腔。找到左、右侧膈肌脚，涤纶线或丝线间断缝合紧缩食管裂孔，松紧程度判断及方法同 Nissen 胃底折叠术。

【注意事项】

1. 食管损伤 修补膈肌脚及胃底折叠缝合时，不得过深，以免穿透食管。

2. 腹主动脉损伤 缝合右膈肌脚或主动脉前筋膜，进针和出针不得太深，避开主动脉搏动。

3. 迷走神经损伤 小儿迷走神经及其分支纤细，易损伤。万一误伤应做幽门成形术。

4. 气胸 分离或缝合膈肌脚时太深，术后易形成张力性气胸。

5. 腹腔内出血 常为脾包膜撕裂、胃短动脉损伤或结扎线脱落所致。

6. 折叠过紧或折叠滑脱。

7. 食管旁疝 疝囊未处理，胃或肠管疝入，甚至扭转，应再次手术。

8. 术后小肠梗阻 原因为小肠套叠或肠粘连，发生时间在术后 2 周至 2 年。患儿手术后有腹痛、阵发性哭闹、频繁呕吐时，应及时检查和处理。

第二节　胃食管反流

一、非手术治疗

【适应证】

婴儿生后 6 周左右常有反流性呕吐,多数至 6~8 个月症状减轻而自愈,可以应用非手术治疗措施。

【操作方法及程序】

1. 体位疗法　在婴儿头及背部下方垫高,保持 45°~60°斜坡体位,足部放置枕或沙袋,以防止下滑。60%的患儿在 1 岁左右痊愈,30%于 4 岁前症状改善。

2. 饮食疗法　增加喂养次数,减少每次喂奶量,防止胃过胀。牛奶内可适当加入米粉,增加其黏稠度。

3. 合并营养不良者,给予补液或静脉高营养。

4. 必要时口服增加食管及胃蠕动的药物,如多潘立酮片等。

二、手　术　治　疗

【适应证】

1. 经正规非手术治疗无效者,以下指标可供参考

(1)上消化道造影:食管仍有反流,且明显扩张、迂曲(为主要依据)。

(2)24 小时 pH 监测:食管酸性反流持续 5 分钟以上。

(3)食管镜检查:有食管炎表现。

2. 患儿有重度营养不良,体重进行性下降,生长发育受到影响。

3. 持续反流和威胁生命的呼吸道感染或梗阻症状、慢性肺部疾病。

4. 食管炎、食管狭窄、血便致严重贫血者。

5. 胃移位至胸腔者。

【禁忌证】

1. 未经过非手术治疗的小婴儿,合并严重吸入性肺炎或呼吸暂停。

2. 严重的营养不良,一般情况极差者。

【操作方法及程序】

同本章第一节食管裂孔疝。

第三节　贲门失弛缓症

【适应证】

1. 诊断明确,经体位、食管扩张等治疗无效者。

2. 球囊扩张后症状迅速复发,或 1 年内需扩张治疗 2 次以上者。

3. 食管扩张达Ⅲ度者。

【禁忌证】

1. 未经过非手术治疗的小婴儿,合并严重吸入性肺炎或呼吸暂停。

2. 严重的营养不良,一般情况极差者。

【操作方法及程序】

Heller 食管贲门纵肌切开术联合胃底折叠术,可经腹或经胸操作(以开腹手术为例)。

1. 术前留置胃管。

2. 经左上腹横切口、左上腹肋缘下斜切口或左胸第 7 肋间后外侧切口。

3. 暴露腹内食管及食管胃连接处,并穿入牵引带。沿食管裂孔向上游离食管达扩张段。

4. 于食管前壁纵行切开肌层,上达扩张段,向下超过贲门至少 2cm 至食管胃连接处。以剪刀钝性分开食管肌层,直至黏膜层囊状膨出。

5. 联合胃底折叠术,目前常用 Dor 术式。即提起胃壁后在食管切开肌层的左缘间距 1cm,丝线间断缝合 3 针,将胃部分覆盖于黏膜膨出处,再与食管肌层切开的右缘间距 1cm,间断缝合 3 针。必要时可于膈肌加固 1 针。

6. 胃排空延迟者,可考虑同时行幽门成形术。

7. 随着腔镜技术的进步,目前 Heller 术联合 Dor 胃底折叠术均可在腹腔镜下完成。选取脐部、腹壁 4 个 5mm 切口,上抬左半肝,分离食管裂孔周围,暴露食管贲门狭窄段,注意保护迷走神经,电钩切开食管肌层后抓钳顿分,小心保护食管黏膜,使食管黏膜膨出,再行 Dor 法胃底折叠术,减轻反流。

【注意事项】

1. 切开、分离食管纵肌时,切口应超过贲门至少 2cm,达食管胃连接处,使黏膜成囊状膨出,且不得损伤黏膜。

2. 单纯食管贲门纵肌切开术后,部分患儿会发生严重胃食管反流。

3. 胃底折叠术需用不吸收缝线,单层间断缝合,且不得穿透食管肌层。

4. 手术后症状仍无缓解或复发者,需再次评估,以决定是否需行食管扩张、再手术,甚至食管替代术。

第四节　膈　膨　升

参见本书第一章第二节"膈膨升折叠术"。

第五节　纵　隔　肿　瘤

【适应证】

纵隔肿瘤一经确诊,不论有无症状,均应考虑手术,以防止恶变。尤其是肿瘤迅速增大,压迫重要器官者;有出血感染等并发症,难以彻底切除,甚至危及生命者。

【禁忌证】

恶性肿瘤已侵犯邻近重要大血管、重要器官,或远距离广泛转移者,必要时先行联合化疗或放疗,肿瘤缩小后再行手术。

【操作方法及程序】

1. **神经源性肿瘤**　根据其部位选择左胸第4、第5或第6肋间,后外侧切口。将肺组织拉向前下方,显露肿瘤。切开肿瘤表面纵隔胸膜,近肿瘤基底部切开包膜,仔细逐一锐性及钝性将肿物与主动脉和食管分离。肿瘤的营养血管常来自主动脉或肋间血管,有时须结扎肋间血管,或切除瘤体紧密相连的肋骨。肿瘤多数与神经相连,以肋间神经居多,其次为交感神经链、臂丛和迷走神经。术前发现肿瘤已延及椎管内或呈葫芦状,完全摘除有可能损伤神经根和脊髓,术后可能出现脑脊液漏,且术中止血困难,必要时可请神经外科与胸外科医师协同完成手术。

2. **支气管源性囊肿**　右胸第4、第5肋间,后外侧切口能较好暴露气管隆嵴、右主支气管或左侧主支气管近端。如发现肿物已超过气管隆嵴达左主支气管,宜取左侧胸部切口。肿瘤与周围疏松含气组织附着较松,易于分离,但与气管及支气管粘连紧密,甚至有蒂直接相连,应结扎切断。若囊肿与支气管共壁,尽量剥离囊肿黏膜层,必要时遗留小部分,电灼破坏黏膜上皮细胞,以免穿破气管。一旦损伤气管,需用 Prolene 线缝合,缺损较大时可用心包片、小块明胶海绵和胸膜修补。

3. **肠源性囊肿**　位于食管上1/3的囊肿,经右胸部切口,其下者经左侧切口。切开囊肿表面纵隔胸膜,锐性分离肿物与周围组织,保护迷走神经,直达其底部,可见与食管肌层交融的肌组织。切开囊壁肌层直达黏膜层,剥离囊肿内壁。若囊肿与食管共壁,剥离困难时可遗留小部分囊肿黏膜,电灼破坏黏膜上皮细胞,以免造成食管穿孔。

4. **前纵隔胸腺瘤**　根据肿瘤位置选择侧胸壁切口或经胸骨正中切口。正中切口手术时需向两侧推开胸膜,暴露肿瘤,从下向上钝锐交替游离肿瘤。肿瘤常源于胸腺,入侵或包裹血管、神经。

5. **胸腔镜手术**　近些年随着胸腔镜手术的广泛开展,纵隔肿瘤已经大部分可行胸腔镜切除术,根据肿瘤的位置选择 Trocar 的位置,一般选2个 Trocar 作为操作孔,1个 Trocar 作为观察孔,3个 Trocar 保持三角关系,必要时可增加 Trocar 的数量。有条件的单位可行双腔气管插管或支气管封堵器麻醉,也可行人工气胸,使患侧肺萎陷以便进行操作,电钩切开纵隔胸膜,显露肿瘤。采取电灼和钝性分离方法,游离肿瘤。基底部营养血管用钛夹钳闭或结扎切除,切除的肿瘤通过取物袋取出。

【注意事项】

1. 瘤体巨大,如囊性畸胎瘤,可先抽出囊内液体减压,以利操作。

2. 肿瘤常与周围重要器官,如主动脉、心包、食管、气管、膈神经、迷走神经、肺门及大血管紧密粘连。特别是胸腺瘤摘除,更应谨防无名静脉和上腔静脉的损伤。难以分离时,最好只做活检,或残留部分囊壁,局部电灼处理。

3. 后纵隔神经源性肿瘤的营养支直接来源于主动脉,应细致分离,结扎切断。避免损伤脊柱旁交感神经链。

第六节　化脓性胸膜炎

【适应证】

1. **急性脓胸**　宜早期应用胸腔引流。穿刺难以彻底清除脓液,反复穿刺增加患儿痛苦,引流不畅导致慢性脓胸形成。

2. 慢性脓胸　急性脓胸引流不畅,合并支气管胸膜瘘或肺脓肿,以及先天性肺囊性病继发感染后所形成的脓胸,应行肺胸膜剥脱术或肺叶切除术。

【禁忌证】

严重的营养不良,恶病质,一般情况极差者。

【操作方法及程序】

1. 急性脓胸胸腔引流　根据体征及 X 线、超声、CT 检查定位。患儿取半卧位或平卧位,视患儿合作情况,于局部麻醉或静脉麻醉下,一般在腋中、后线间,经胸腔试验穿刺后,沿肋间做 0.6cm 切口。以血管钳分开皮下组织、前锯肌和肋间肌。根据年龄选用 16~22F 硅胶管,其前端剪成鱼口状,管壁做 2 个侧孔。以血管钳夹持硅胶管尖端,经肋间置入胸腔,其最后侧孔应距胸壁至少 2cm,以免滑出,进入空气。引流管缝线牢固固定,置水封瓶下引流,或持续低负压吸引。

2. 肺纤维板剥脱术　在气管插管及静脉复合麻醉下,向健侧卧位。经第 5 或第 6 肋间,后外侧切口。小儿多经肋间隙进入胸腔。因粘连致密,可先分开切口下方的壁层胸膜,经此逐步钝性及锐性分离脏层胸膜的纤维板及脓苔,直至完全剥离。继续分开叶间裂的粘连,使肺组织完全膨胀。如遇肺泡破裂、胸膜瘘或较大出血,可就近将剥离的纤维板细丝线覆盖缝合。吸尽胸腔脓液,以生理盐水彻底冲洗。距切口下 1~2 肋间距放置胸腔引流管。

3. 胸腔镜下脓胸清除术或肺纤维板剥脱术　主张在脓胸早期应用。麻醉及体位同前。根据不同年龄,婴幼儿及儿童采用 3mm 或 5mm 胸腔镜,在第 5 或第 6 肋间做 0.5~1.0cm 小切口,置入胸腔镜,吸出脓液后清除坏死组织,并剥离肺纤维板。有支气管胸膜瘘者,予以缝合修补。最后以生理盐水冲洗,置胸腔引流管。

【注意事项】

1. 肺胸膜纤维板剥离术中,因广泛致密粘连,手术野和解剖关系显露不清,应注意避免损伤锁骨下动脉、臂丛神经、食管和横膈。

2. 根据脓液培养及药物敏感试验,继续应用有效抗生素,加强支持治疗。

3. 保持胸腔引流管通畅,特别是稠脓液常堵塞胸管。无支气管胸膜瘘者,可用低负压持续吸引。

4. 引流后患儿症状改善不明显或有反复时,应及时拍摄 X 线胸片或透视复查,根据拍片结果调整引流管位置。

5. 凡临床症状改善,引流物少,试夹胸管 48 小时后体温无波动、呼吸平稳,X 线及胸 CT 复查证实肺充盈良好,胸腔无残余脓液或脓腔,可以拔出胸管。

第七节　肺部感染性疾病

一、肺　脓　肿

【适应证】

经内科治疗 4~8 周,症状无改善。患儿仍有发热、气促、活动后发绀、多汗、营养不良、贫血、血沉降率快,肺部体征及 X 线检查无改变者应行手术治疗。

【禁忌证】

严重贫血或出、凝血时间延长患儿,术前应酌情纠正。

【操作方法及程序】

1. 气管插管及静脉复合麻醉。插管可采用支气管封堵器封堵一侧气管,单侧支气管插管或双腔支气管插管。

2. 健侧卧位,目前手术主要是胸腔镜微创手术,采用 3 孔法,根据病变部位或术者的习惯选择合适的切口。

3. 因反复感染病程长,胸腔常有广泛粘连,应做锐、钝性分离或剥离。血管样粘连宜用血管夹夹闭,以减少术后创面渗血。根据病变范围,游离相应的肺动脉和静脉,血管夹确切夹闭,使用血管夹或内镜下切割缝合器结扎切断气管。关闭伤口前再以大量生理盐水冲洗胸腔,在麻醉师配合复张肺组织下,检查有无漏气。

【注意事项】

1. 严重感染病程长者,胸腔粘连常广泛而牢固,致解剖关系不清。为避免损伤造成大出血,应随时关注患儿血压及心率变化;因肺动脉与支气管粘连紧密不易分开时,先以 4-0 号丝线贯穿缝扎血管的近端,以减少误伤出血。

2. 囊肿有大量气体及液体充盈、膨胀,影响视野及操作,为避免脓液被挤入对侧气管,可先抽吸出囊内气体和分泌物减压,使囊壁塌瘪,便于游离。

3. 支气管应于距主支气管 0.5cm 处切断,以免损伤。

4. 术后应行定时翻身、拍背和吸痰等物理疗法,鼓励合作小儿咳嗽及咳痰,以促进余肺扩张。复查 X 线检查,及早发现肺不张。

5. 密切观察胸腔引流量、性状和液面波动情况,以早期发现术后脓胸、大出血和支气管胸膜瘘等并发症。

6. 并发脓胸或支气管胸膜瘘者,应及时引流。后者多数能自行愈合,否则考虑行瘘修补术或肺叶切除术。

二、肺 囊 肿

【适应证】

1. 肺囊肿反复继发感染,患儿有气促、咳嗽、脓痰、慢性肺功能不全、杵状指/趾等表现。

2. 病程长,无明显症状,但肺部病变不消失者。

3. 合并张力性气胸者,应行急诊手术。

【禁忌证】

双侧多发性肺囊肿,合并多囊肝、多囊肾或其他复杂畸形,全身情况差者,手术治疗应慎重。

【操作方法及程序】

1. 气管插管及静脉复合麻醉。合并感染,痰多,囊内见气液平面,插管可采用支气管封堵器封堵一侧气管,单侧支气管插管或双腔支气管插管。

2. 健侧卧位,目前手术主要是胸腔镜微创手术,采用 3 孔法,根据病变部位或术者的习惯选择合适的切口。

3. 根据病变范围施行单纯囊肿切除、肺楔形切除或肺叶切除术。如囊肿扩张占满胸腔,不易操作时,可先分离粘连,将囊肿穿刺减压,使余肺复张,利于操作。其余步骤同本节中的"肺脓肿的手术治疗"。

【注意事项】

同本节中的"肺脓肿的手术治疗"。

三、肺 大 疱

【适应证】

1. 新生儿或幼婴进行性呼吸窘迫危及生命,应急诊手术。

2. 肺大疱并发张力性气胸及出血者。

3. 肺大疱占据一侧胸腔的 50%,有纵隔疝;呼吸急促,安静状态下血氧饱和度下降,应及时手术。

【禁忌证】

除已做手术各项准备,为挽救生命行穿刺减压外,禁忌将本病误诊为自发性气胸,盲目穿刺放置胸管引流。

【操作方法及程序】

1. 气管插管及静脉复合麻醉。插管可采用支气管封堵器封堵一侧气管,单侧支气管插管或双腔支气管插管。

2. 健侧卧位,目前手术主要是胸腔镜微创手术,采用 3 孔法,根据病变部位或术者的习惯选择合适的切口。

3. 进胸后,确定病变范围,内镜下切割缝合器切割缝合肺组织。如大疱占据肺叶的大部分,因反复感染肺组织已纤维化或有囊肿样变,则行肺叶切除术。

【注意事项】

1. 术后应保持胸腔引流管通畅,严格按照指征,拔出胸管。

2. 做肺部分切除时,确认好病变范围,完整切除,忌残留病变或无效腔。

3. 关闭胸腔前,应反复检查支气管有无漏气。

四、肺 隔 离 症

【适应证】

本病常引起反复肺部感染,脓肿形成,或导致动、静脉瘘等血流动力学改变。叶外型者常误诊为肺囊肿,确诊后宜早期手术治疗

【禁忌证】

正处于肺部感染急性期的患儿;严重贫血或出、凝血时间延长的患儿;严重营养不良、恶病质、一般情况极差的患儿。

【操作方法及程序】

1. 气管插管及静脉复合麻醉。插管可采用支气管封堵器封堵一侧气管,单侧支气管插管或双腔支气管插管。

2. 健侧卧位。目前手术主要是胸腔镜微创手术,采用 3 孔法,根据病变部位或术者的习

惯选择合适的切口。

3. 叶内型者,多位于下肺叶的后基底段内,须施行肺叶切除术。其血供来自胸主动脉、腹主动脉或肋间动脉。先分离下肺与胸膜、纵隔及膈面的粘连,暴露下肺韧带。小心分离下肺韧带,在纵隔胸膜间隙游离畸形动脉的分支,血管夹确切夹闭后切断。沿水平裂分离叶间胸膜,暴露下叶的背段、基底段动脉及下肺静脉,分别用血管夹按顺序结扎动、静脉。最后内镜下切割缝合器结扎切断气管。右侧胸腔的隔离肺,可于心脏后方、下腔静脉外侧,切开纵隔胸膜,在食管前分离其一支或多支营养血管。

4. 叶外型者,有胸膜被覆,与肺组织分界明显,多位于左后肋膈角,邻近主动脉及食管。其外形较小,韧度如肝脏。血供来自胸主动脉或腹主动脉,易于单纯切除。

【注意事项】

1. 术中应注意隔离肺的一支或多支血管,常来源于胸主动脉或腹主动脉,少数也可来源于其他体循环,分离下肺韧带时应仔细游离、结扎、切断。此血管壁薄,易撕裂,一旦损伤立即回缩至膈下,可导致难以处理的致命大出血。

2. 手术中应注意极少数与食管或胃通连的交通性隔离肺,或与食管闭锁同时发生,应予以妥善处理,以免术后并发食管胸膜瘘,需要再次引流或手术。

3. 叶内型隔离肺,因长期反复感染,形成与正常肺组织有分界的纤维炎性包囊,此时可考虑行单纯切除术。

4. 手术后患儿出现面色苍白、心律快、血压下降、胸腔引流量多时应警惕大出血,原因多为缝线松脱或血管撕裂。对症处理无效时,应再次手术探查止血。

五、先天性肺气道畸形

【适应证】

本病常引起反复肺部感染,脓肿形成,或导致动、静脉瘘等血流动力学改变。感染后手术风险增高,另外一些肺囊性病变与恶性病变在影像学上难以区分,甚至存在恶变可能,确诊后宜早期手术治疗。

【禁忌证】

正处于肺部感染急性期的患儿;严重贫血或出凝血时间延长的患儿;严重营养不良、恶病质、一般情况极差的患儿。

【操作方法及程序】

1. 气管插管及静脉复合麻醉。插管可采用支气管封堵器封堵一侧气管,单侧支气管插管或双腔支气管插管。

2. 健侧卧位,目前手术主要是胸腔镜微创手术,采用3孔法,根据病变部位或术者的习惯选择合适的切口。

3. 术中根据病变范围选择肺叶切除或肺段切除。肺叶切除时的手术方法是游离肺动脉、静脉,分别用血管夹按顺序结扎动、静脉,游离气管,切开肺裂,如肺裂融合严重者可用内镜下切割缝合器分离融合的肺叶,用血管夹或内镜下切割缝合器结扎切断气管。肺段切除的方法是游离肺门处的胸膜,分离所要切除的肺段血管,血管夹结扎血管后再用内镜下切割缝合器沿肺段切除患肺。如界限非常明显的且病变肺组织离肺门较远的也可用内镜下切割缝合器直接切除。

【注意事项】

1. 严重感染病程长者,胸腔粘连常广泛而牢固,致解剖关系不清。术中需精细操作,小心做锐、钝性交替分离,减少损伤。

2. 做肺段切除时,确认好病变范围,完整切除,忌残留病变或无效腔。

3. 关闭伤口前,应反复检查支气管有无漏气。

4. 术后应行定时翻身、拍背和吸痰等物理疗法,鼓励合作小儿咳嗽及咳痰,以促进余肺扩张。X线检查复查,及早发现肺不张。

5. 术后应保持胸腔引流管通畅,密切观察胸腔引流量、性状和液面波动情况。

6. 手术后患儿出现面色苍白、心律快、血压下降、胸腔引流量多时应警惕大出血,原因多为血管夹松脱或血管撕裂。对症处理无效时,应再次手术探查止血。

第八节　先天性漏斗胸

【适应证】

小年龄的轻型患儿可以随生长发育自行纠正,有重度畸形者,应手术治疗,矫正畸形,改善心肺功能。有呼吸功能不全、活动受限和反复呼吸道感染的患儿,也可行手术矫正。一般3岁以上就可耐受手术,为了减少胸骨畸形对患儿的心理影响,一般建议至少在3岁以后手术。

漏斗胸可以是马方综合征、努南综合征等结缔组织病的临床表现之一,畸形严重时需手术矫正,但是有相对较高的复发率。

【操作方法及程序】

以往的手术为截骨手术,做胸骨正中切口,电刀分离皮下软组织及胸大肌并拉向两侧。分离腹直肌和剑突处,用示指分离胸骨和肋骨后,推开胸膜,在肋骨凹陷起始部做楔形截骨,切除过剩变形的肋软骨,胸骨上部在凹陷起始部横断,将第3~6肋软骨膜、肋间肌缝回至胸骨两缘,提起胸壁使胸廓达到正常形态。将各切骨部位缝合固定,或剥离第3~7肋软骨膜及肋骨前端部分骨膜,切断肋骨、肋软骨连接处,用示指分离胸骨和肋骨后,推开胸膜,自下而上切断肋软骨膜和肋间肌,自第1~2肋间水平横断胸骨,形成游离的胸骨肋软骨骨瓣,360°翻转后与相对应的肋软骨缝合固定。

目前国内外已经将NUSS手术作为治疗漏斗胸的标准术式。Nuss手术是在电视胸腔镜辅助下进行的一种不需要截骨的微创手术。手术前根据患儿胸廓大小选择合适型号的钢板,将钢板进行塑形,在胸腔镜监视下,将引导器自一侧胸壁切口置入肋间,在胸骨凹陷最明显处胸骨后方通过,自对侧肋间隙穿出,再将塑形好的钢板带入,把胸骨撑起来,钢板两端与两侧胸壁的肌肉和肋骨固定,3年后拔出钢板。建议手术年龄至少在3岁以后。

【注意事项】

1. 截骨术式切口偏下些,有利于剑突与肋弓的矫正操作。

2. 肋骨骨膜剥离至腋前线,有利于肋骨上举,增加胸廓前后径,防止术后出现扁平胸。

肋软骨骨膜剥离至关重要,一定要防止胸膜与肋间血管的损伤。

3. 防止损伤胸廓内动静脉,在直视下自下而上紧贴胸骨及肋软骨的背面做骨膜下分离。

4. 引导器于胸骨后穿行时,要注意避免损伤血管、肺、心包、膈肌、神经及心脏。

5. Nuss 手术钢板固定时要牢靠,避免术后钢板移位。

参 考 文 献

1. 倪鑫,孙宁,王维林. 张金哲小儿外科学. 2 版. 北京:人民卫生出版社,2021.

2. 郑珊. 实用新生儿外科学. 北京:人民卫生出版社,2013.

3. 中华医学会小儿外科分会新生儿外科学组、小儿肝胆外科学组. 中国大陆地区胆道闭锁诊断及治疗(专家共识). 中华小儿外科杂志,2013,34(9):700-705.

4. 中华医学会小儿外科学分会肛肠学组、新生儿学组. 先天性巨结肠的诊断及治疗专家共识. 中华小儿外科杂志,2017,38(11):805-815.

5. HEUCKEROTH RO. Hirschsprung disease-integrating basic science and clinical medicine to improve outcomes. Nature reviews. Gastroenterology & hepatology,2018,15(3):152-167.

6. ALAN JW. Campbell-Walsh Urology. 11th ed. Eleventh. Philadelphia,PA:Elsevier,2016.

7. 中华医学会小儿外科学分会泌尿学组. 尿道下裂专家共识. 中华小儿外科杂志,2018,39(12):883-886.

8. MOLE RJ,NASH S,MACKENZIE DN. Hypospadias. BMJ(Clinical research ed),2020,369:2070.

9. 潘少川. 实用小儿骨科学. 3 版. 北京:人民卫生出版社,2016.

10. CHENG JC,CASTELEIN RM,CHU WC,et al. Adolescent idiopathic scoliosis. Nature reviews. Disease primers,2015,1:15030.

11. 中国抗癌协会小儿肿瘤专业委员会,中华医学会小儿外科学分会肿瘤外科学组. 儿童神经母细胞瘤诊疗专家共识. 中华小儿外科杂志,2015,36(001):3-7.

12. JONAS RA,DINARDO J,LAUSSEN PC,et al. Comprehensive surgical management of congenital heart disease. 2nd ed. London:Taylor & Francis Group,LLC,2014.

13. LAM JY,LOPUSHINSKY SR,MA IWY,et al. Treatment Options for Pediatric Patent Ductus Arteriosus:Systematic Review and Meta-analysis. Chest,2015,148(3):784-793.

14. 中华医学会小儿外科学分会心胸外科学组、广东省医师协会胸外科分会. 漏斗胸外科治疗中国专家共识. 中华小儿外科杂志,2020,41(01):7-12.

15. CARVALHO DO,EDUARDO P,SILVA D,et al. Surgical interventions for treating pectus excavatum. The Cochrane database of systematic reviews,2014,10:CD008889.